101 EJERCICIOS PARA ENTRENAR...

...a pesar de la crisis

Esther Cárdenas Arias

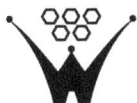

WANCEULEN
EDITORIAL DEPORTIVA

Título: 101 EJERCICIOS PARA ENTRENAR A PESAR DE LA CRISIS

Autora: ESTHER CÁRDENAS ARIAS

Editorial: WANCEULEN EDITORIAL DEPORTIVA, S.L.
                 C/ Cristo del Desamparo y Abandono, 56   41006 SEVILLA
                 Tlf 954656661 y 954921511 - Fax: 954921059
                 www.wanceulen.com   infoeditorial@wanceulen.com

ISBN: 978-84-9993-191-3
Dep. Legal:
©Copyright: WANCEULEN EDITORIAL DEPORTIVA, S.L.
Primera Edición: Año 2011
Impreso en España: Publidisa

Dedicatoria

A mis hijos Iñaki e Iker,
Por mantenerme siempre al lado de la alegría.

Esther Cárdenas Arias.

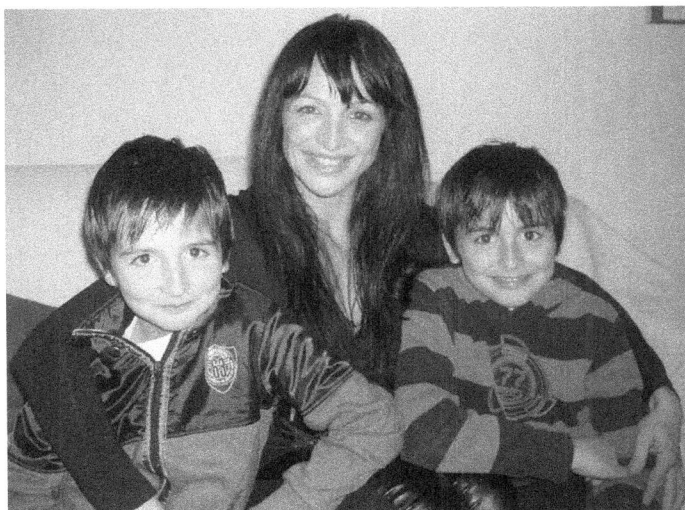

Sobre la Autora.
Esther Cárdenas Arias

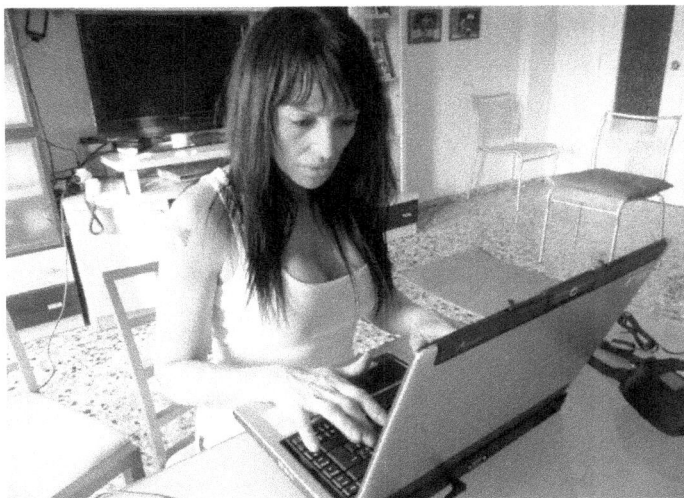

Esther nace en Valencia, el 17 de septiembre de 1974.

A los cinco años comienza a practicar Gimnasia Rítmica.

Durante más de cinco años compite hasta que a los dieciséis años deja la Gimnasia Rítmica y decide sacarse la titulación de Monitora de Aeróbic.

Tras retirarse de la competición trabaja durante cuatro años en diferentes colegios enseñando Gimnasia Rítmica como actividad extraescolar, eso lo complementa con clases de Aeróbic, en diferentes gimnasios e instalaciones Municipales.

Al comenzar a trabajar en gimnasios conoce el Kick Boxing, este deporte de contacto, completamente opuesto a lo que había hecho hasta entonces le llama la atención y decide probarlo, entrena Kick Boxing en diferentes gimnasios y es en el año 2003 cuando conoce a

Ricardo Díez, en la actualidad su marido, y en marzo de 2009 logra aprobar el examen de cinturón negro 1 grado.

Lleva más de veinte años implicada en el mundo del gimnasio, su trabajo diario le han desarrollado un físico espectacular fruto de su entrenamiento constante.

Tras su primer libro: "Compré una Plataforma Vibratoria... ¿Y ahora qué hago?", nos trae este segundo título: "101 ejercicios para entrenar a pesar de la crisis", en él muestra ejercicios que se pueden hacer fácilmente en casa sin la necesidad de utilizar ningún aparato de gimnasia.

Breve currículo deportivo

- Monitora de Gimnasia Rítmica.
- Monitora de Aeróbic.
- Cinturón Negro 1 grado de Kick Boxing.

Índice

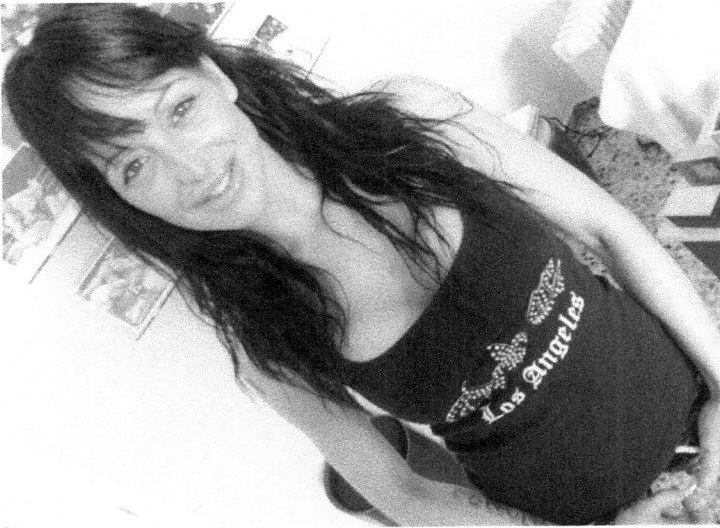

Cómo utilizar este libro

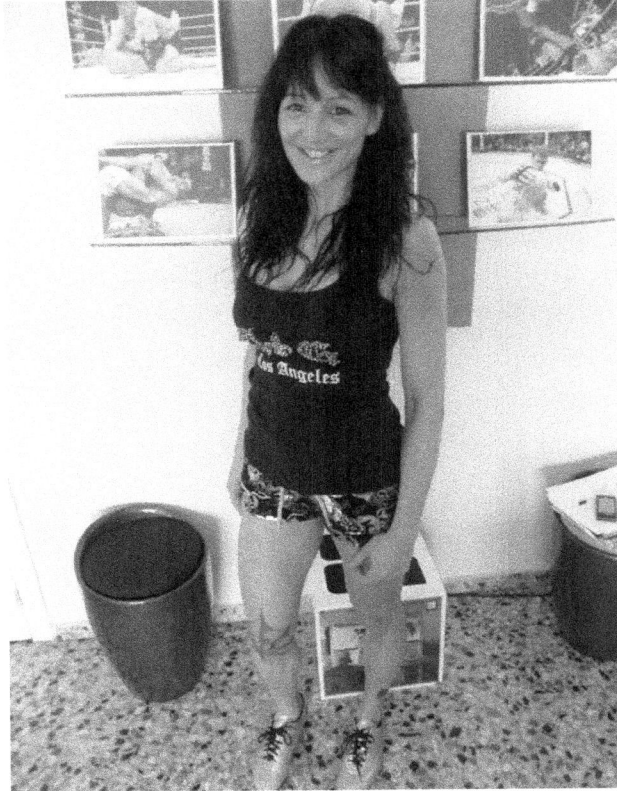

La temida crisis afecta desgraciadamente a muchas familias españolas, en mayor o menor medida muchos de nosotros hemos tenido que hacer recortes en nuestra economía familiar, sacrificar algunas cosas por no ser artículos de primera necesidad y en ocasiones hemos decidido prescindir del gimnasio.

Un gimnasio, lógicamente es el mejor sitio para cuidarse y ponerse en forma, pero si no nos ha quedado más remedio que dejar de ir al menos por un tiempo, con este libro os doy 101 ejercicios para que podáis entrenar en casa sin gastaros un solo euro.

En las primeras fichas encontraréis diferentes formas de estirar y subir nuestras pulsaciones para preparar nuestro cuerpo, para las exigencias que vamos a pedirle a continuación, las siguientes fichas están ordenadas por grupos musculares, elegid al menos un ejercicio de cada uno de los grupos y haced las series y repeticiones que os aconsejo.

No tengáis prisa, si hace tiempo que no hacéis ejercicio es mejor empezar poco a poco, si aparecen las agujetas de una forma exagerada corremos el riesgo de desanimarnos demasiado pronto y abandonar prematuramente el entrenamiento.

La intensidad del entrenamiento podremos aumentarla paulatinamente de tres formas diferentes:

a) Aumentando el número de repeticiones.

b) Aumento el número de series.

c) Disminuyendo los tiempos de descanso.

En las últimas fichas del libro, encontrareis de nuevo diferentes formas de estirar y vuelta a la calma, antes de darnos una merecida ducha.

Ahora lo mejor es que os deje, para que os podáis poner en marcha, ¡¡¡QUE LA CRISIS NO SEA UNA EXCUSA PARA DEJAR DE CUIDARNOS!!!

Fichas de Ejercicios

EJERCICIO N° 1	**Gesto Técnico:** Apoya en la pared o un mueble, cogernos un pie y llevarnos el talón hacia el glúteo, mantener la posición hasta notar el estiramiento, movimiento lento y continuado sin estirones bruscos. Trabajar ambas piernas **Objetivo:** Estirar cuádriceps. **Tiempo:** 30 segundos

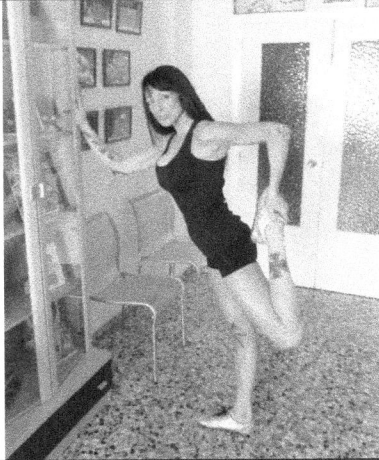

EJERCICIO N° 2	**Gesto Técnico:** De pie, piernas separadas. Flexionar una de las piernas y llevar el peso del cuerpo hacia ella, mantener espalda recta, movimiento lento y continuado sin estirones bruscos. Trabajar ambas piernas. **Objetivo:** Estirar abductores **Tiempo:** 30 segundos.

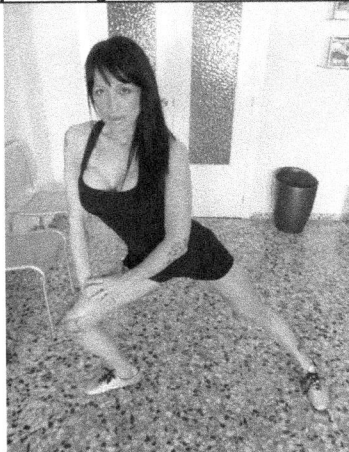

EJERCICIO Nº 3	**Gesto Técnico:** De pie, separar piernas a la anchura de las caderas, enlazar manos por encima de la cabeza y doblar cuerpo hacia un lado, hacer el movimiento lento y continuado. Trabajar ambos lados. **Objetivo:** Estiramiento dorsal. **Tiempo:** 30 segundos.

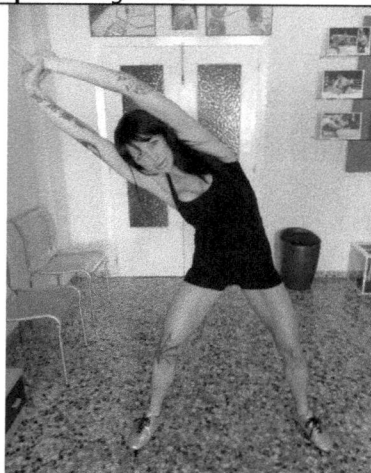

EJERCICIO Nº 4	**Gesto Técnico:** De pie, piernas separadas a la anchura de las caderas, cogemos la cabeza y la estiramos hacia un lado, hacer el movimiento de forma lenta y continuada. Trabajar ambos lados. **Objetivo:** Estirar cuello. **Tiempo:** 30 segundos.

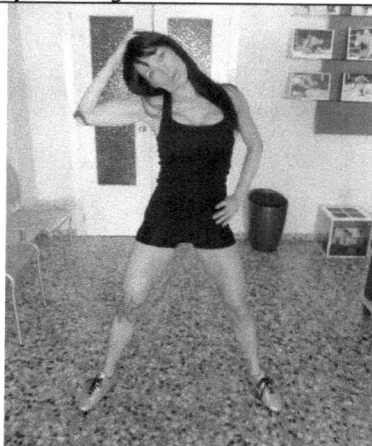

EJERCICIO Nº 5	**Gesto Técnico:** De pie, piernas separadas a la anchura de las caderas, estirar uno de los brazos y presionar con el otro para lograr el estiramiento, hacer el movimiento de forma lenta y continuada. Trabajar ambos lados. **Objetivo:** Estirar hombros. **Tiempo:** 30 segundos.

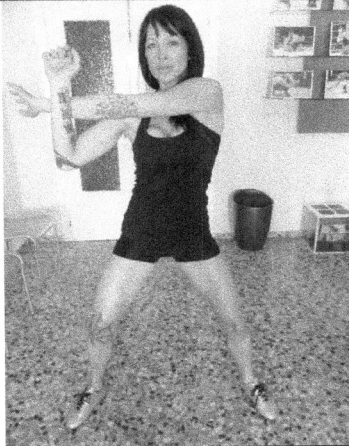

EJERCICIO Nº 6	**Gesto Técnico:** De pie, piernas separadas a la anchura de las caderas, elevar un brazo flexionado, de forma que el codo quede al lado de nuestra cabeza, con el otro brazo presionamos hacia abajo. Hacer el movimiento de forma lenta y continuada. Trabajar ambos brazos. **Objetivo:** Estirar tríceps. **Tiempo:** 30 segundos.

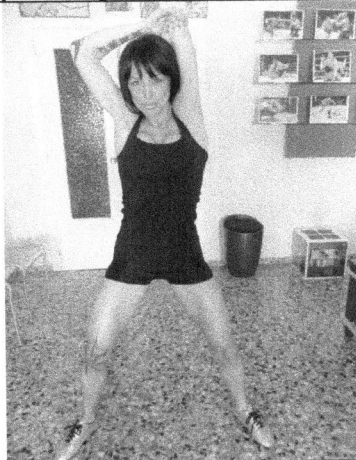

EJERCICIO Nº 7	**Gesto Técnico:** De pie, piernas flexionadas a la anchura de las caderas, flexionamos piernas y las estiramos de forma continuada, evitar estirar al máximo las piernas para no lesionarnos rodillas. **Objetivo:** Calentar piernas y aumentar pulsaciones. **Tiempo:** 30 segundos.

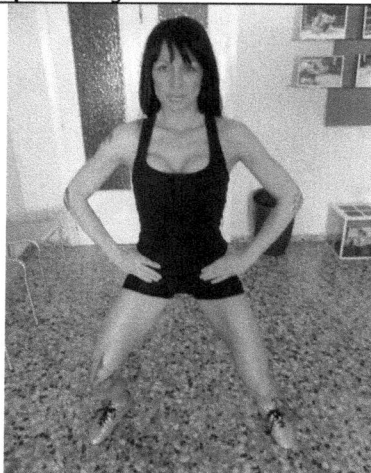

EJERCICIO Nº 8	**Gesto Técnico:** De pie, piernas separas a la anchura de las caderas, flexionamos una y llevamos el cuerpo hacia allí, ir de un lado a otro de forma lenta y continuada. **Objetivo:** Calentar abductores y aumentar pulsaciones. **Tiempo:** 30 segundos.

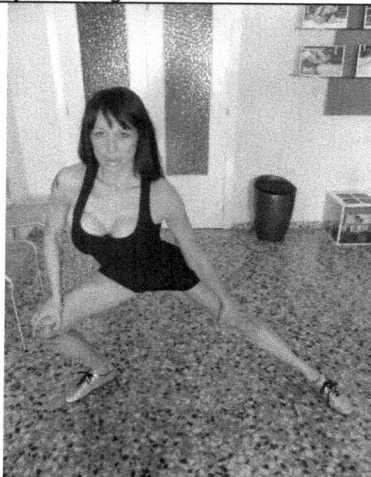

EJERCICIO N° 9	**Gesto Técnico:** De pie, con una pierna delante y otra detrás, daremos un pequeño salto y cambiaremos las piernas. **Objetivo:** Aumentar pulsaciones. **Tiempo:** 30 segundos.

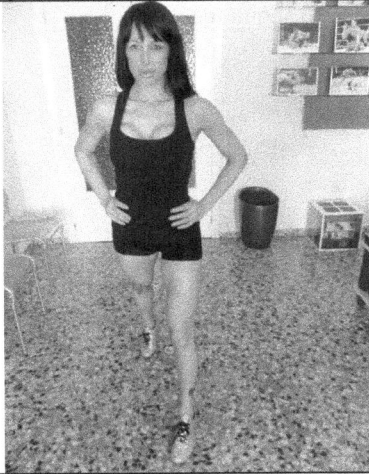

EJERCICIO N° 10	**Gesto Técnico:** De pie, piernas separadas, damos un pequeño salto y las cerramos, otro pequeño salto y las abrimos, coordinarlo con los brazos. **Objetivo:** Aumentar pulsaciones. **Tiempo:** 30 segundos.

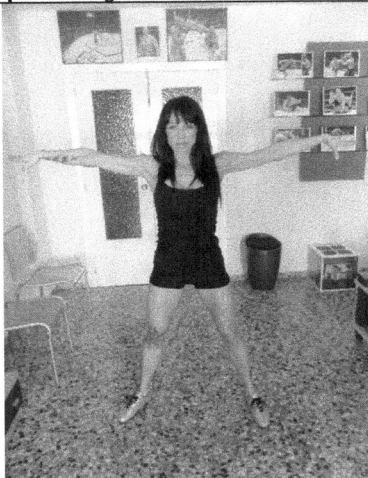

EJERCICIO Nº 11	**Gesto Técnico:** Posición de flexiones, llevamos una rodilla hacia nuestro pecho e intercambiar de manera continua una pierna y otra. **Objetivo:** Aumentar pulsaciones. **Tiempo:** 30 segundos.

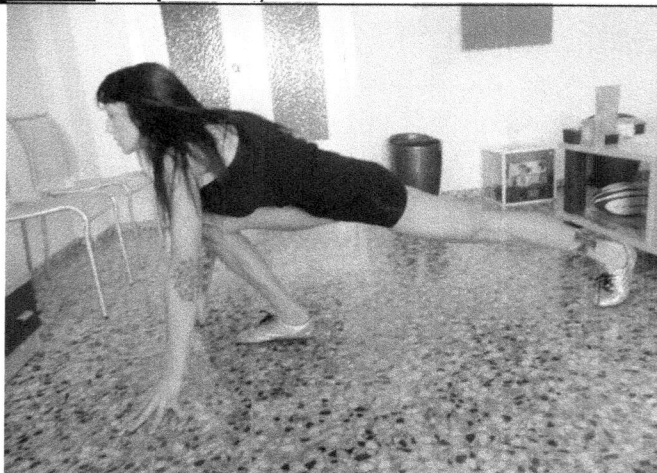

EJERCICIO Nº 12	**Gesto Técnico:** Acostada boca abajo, apoyamos las rodillas en el suelo y flexionamos los brazos. **Objetivo:** Trabajar pecho. **Tiempo:** 3 series de 10 repeticiones.

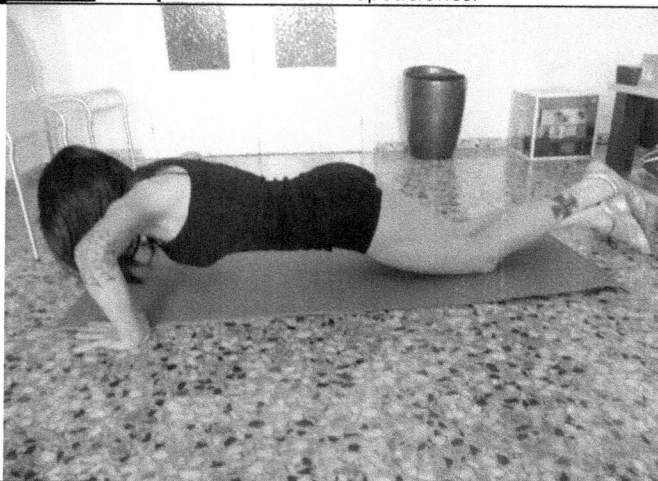

EJERCICIO Nº 13	**Gesto Técnico:** Igual que el ejercicio anterior, pero sin apoyar las rodillas. **Objetivo:** Trabajar pecho. **Tiempo:** 3 series de 10 repeticiones.

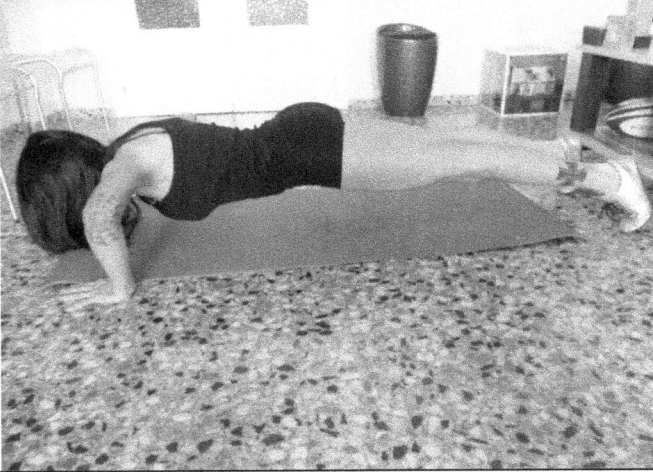

EJERCICIO Nº 14	**Gesto Técnico:** Igual que el ejercicio anterior, pero poniendo un pie encima del otro. **Objetivo:** Trabajar pecho y músculos estabilizadores. **Tiempo:** 3 series de 10 repeticiones.

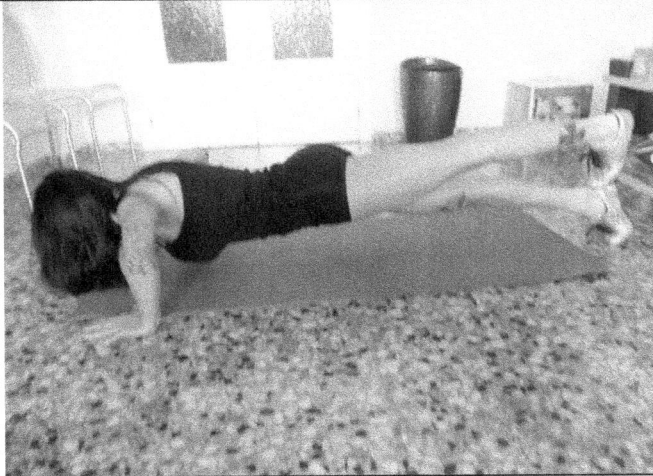

EJERCICIO N° 15	**Gesto Técnico:** Igual que el ejercicio anterior, pero ponemos los piernas sobre una silla. **Objetivo:** Trabajar pecho **Tiempo:** 3 series de 10 repeticiones.

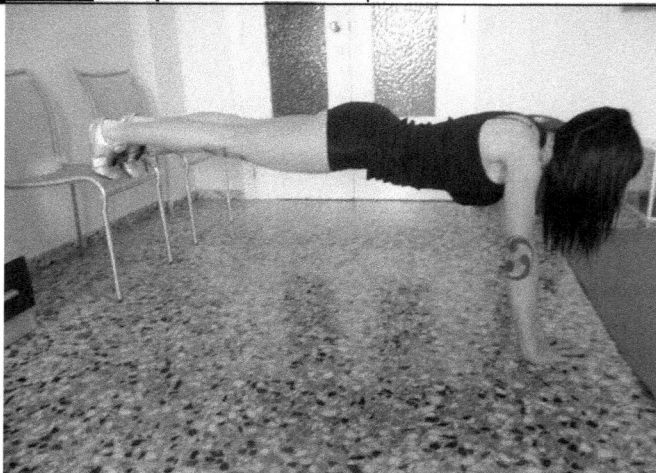

EJERCICIO N° 16	**Gesto Técnico:** Acostada boca arriba, elevamos piernas flexionadas, cogemos dos botellas de agua y hacemos aperturas con los brazos. **Objetivo:** Trabajar pecho. **Tiempo:** 3 series de 10 repeticiones.

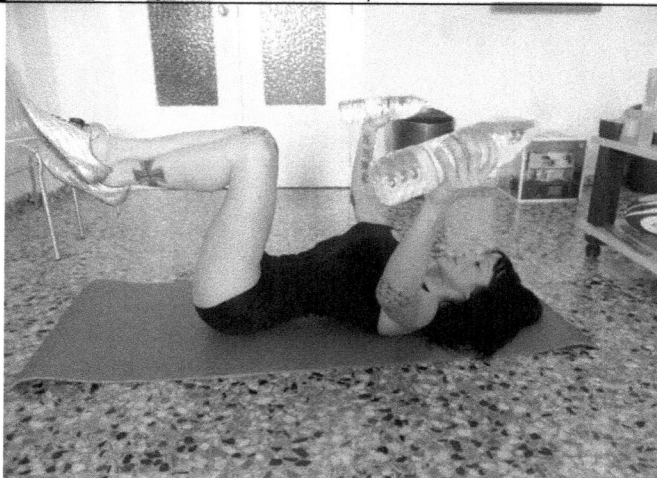

EJERCICIO Nº 17	**Gesto Técnico:** Acostada boca arriba, pies apoyados en el suelo con las piernas flexionadas, cogemos dos botellas de agua y estiramos los brazos de forma alterna. **Objetivo:** Trabajar pecho. **Tiempo:** 3 series de 10 repeticiones.

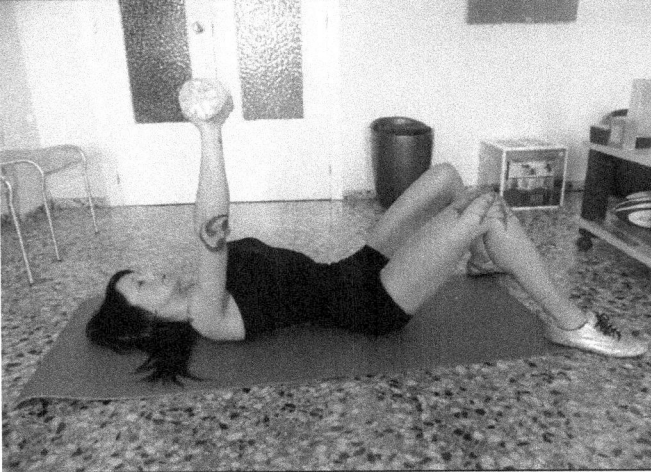

EJERCICIO Nº 18	**Gesto Técnico:** Sentada en una silla, llevamos el pecho hacia los muslos, cogemos las botellas y realizamos aperturas de brazo. **Objetivo:** Trabajar pecho. **Tiempo:** 3 series de 10 repeticiones.

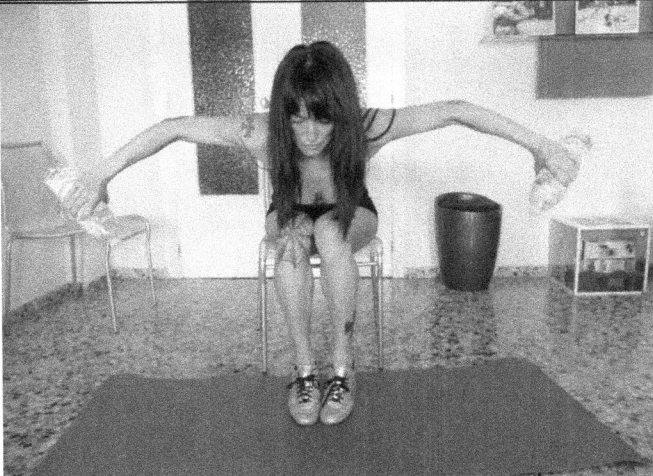

EJERCICIO Nº 19	**Gesto Técnico:** De pie, ponemos brazo por encima de la cabeza cogiendo una botella de agua y el otro sujetándolo por la axila, flexionar hasta llegar al hombro contrario y estirar. Movimientos lentos y continuados. Trabajar ambos brazos. **Objetivo:** Trabajar tríceps. **Tiempo:** 3 series de 15 repeticiones.

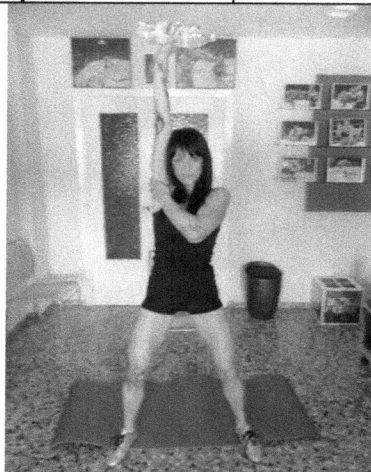

EJERCICIO Nº 20	**Gesto Técnico:** De pie, cogemos una botella de agua con ambas manos, espalda recta, flexionar brazos y estirarlos de forma lenta y continuada. No mover los codos. **Objetivo:** Trabajar tríceps. **Tiempo:** 3 series de 15 repeticiones.

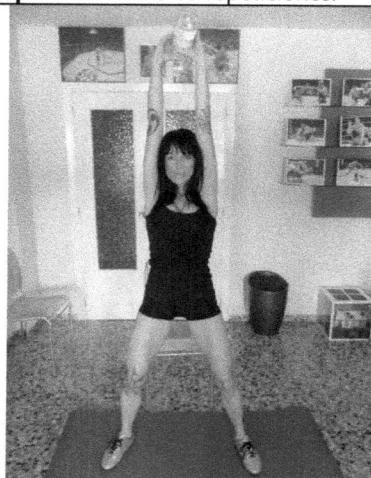

EJERCICIO N° 21	**Gesto Técnico:** Cogemos una silla y apoyamos una de las rodillas, cogemos una botella de agua, flexionamos el brazo a la altura del pecho y lo estiramos y recogemos de forma lenta y continuada. Intentar no mover el codo. Trabajar ambos brazos. **Objetivo:** Trabajar tríceps. **Tiempo:** 3 series de 15 repeticiones.

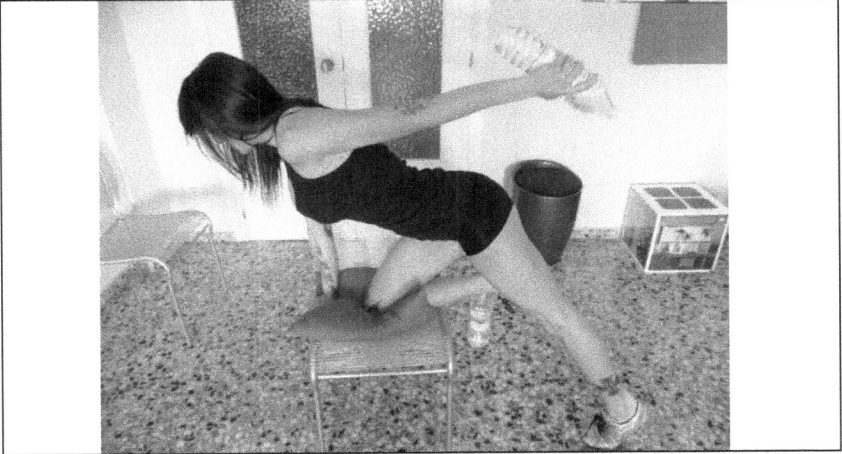

EJERCICIO N° 22	**Gesto Técnico:** De pie, gocemos botellas con ambas manos y las ponemos a la altura del pecho, estirar y recoger los brazos de forma lenta y continuada, no mover codos. **Objetivo:** Trabajar tríceps. **Tiempo:** 3 series de 15 repeticiones.

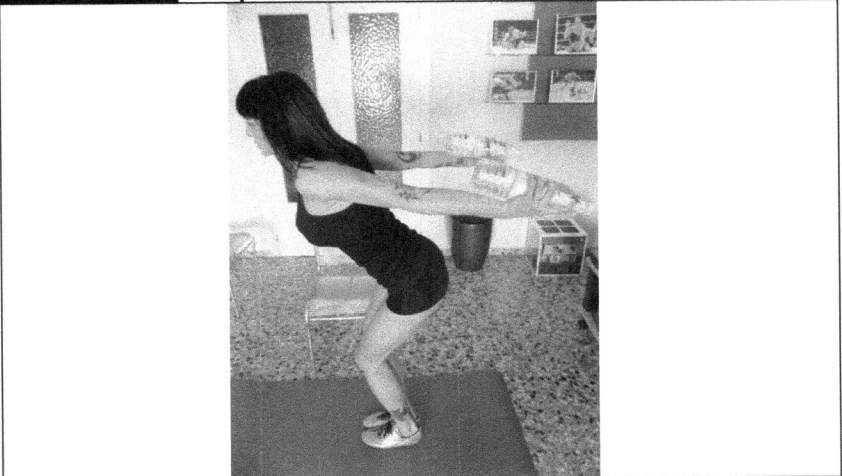

EJERCICIO N° 23	**Gesto Técnico:** Apoyamos ambas manos sobre la silla, separamos el culo y flexionamos y estiramos los brazos de forma lenta y continuada. **Objetivo:** trabajar tríceps. **Tiempo:** 3 series de 15 repeticiones.

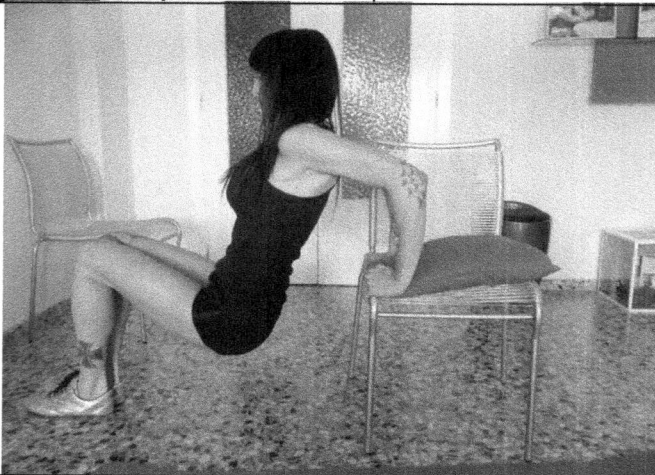

EJERCICIO N° 24	**Gesto Técnico:** Posición de flexiones, rodillas en el suelo, brazos alineados con el pecho y manos lo más juntas posibles. Subir y bajar lentamente y de forma continuada. Intentar mantener abdomen contraído y espalda recta. **Objetivo:** Trabajar tríceps. **Tiempo:** 3 series de 10 repeticiones.

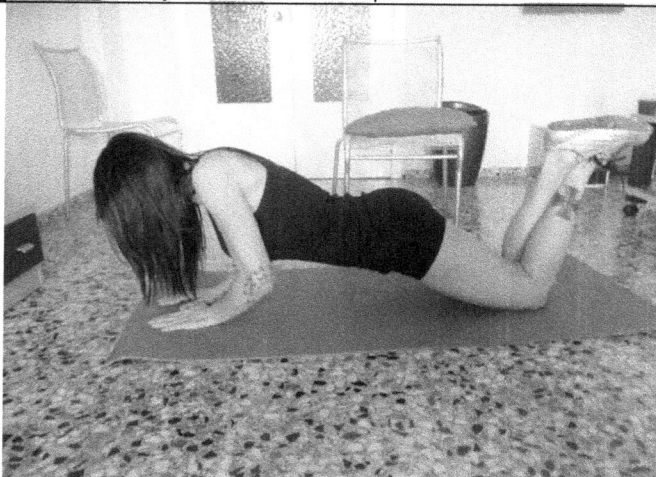

EJERCICIO Nº 25

Gesto Técnico: Acostada boca arriba, cogemos una botella y flexionamos brazo hacia el hombro contrario, el otro brazo sujeta a la altura del tríceps para evitar que se separe, subir y bajar la botella de forma lenta y continuada. Trabajar ambos brazos.
Objetivo: Trabajar tríceps.
Tiempo: 3 series de 15 repeticiones.

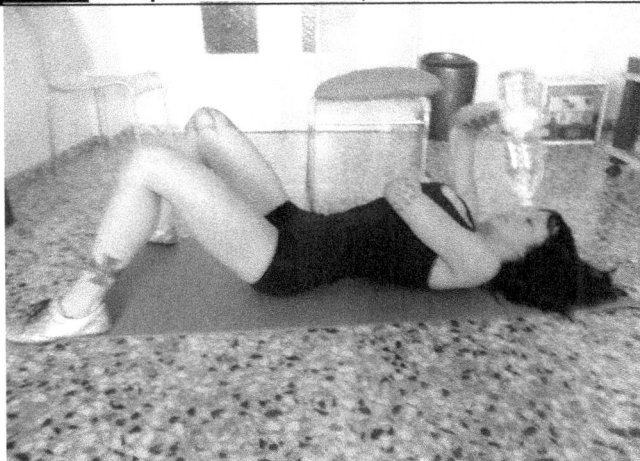

EJERCICIO Nº 26

Gesto Técnico: Sentada en una silla, brazos a ambos lados del cuerpo, intentar con las palmas de las manos tocar por detrás del respaldo.
Objetivo: Trabajar tríceps.
Tiempo: 2 series de 50 repeticiones.

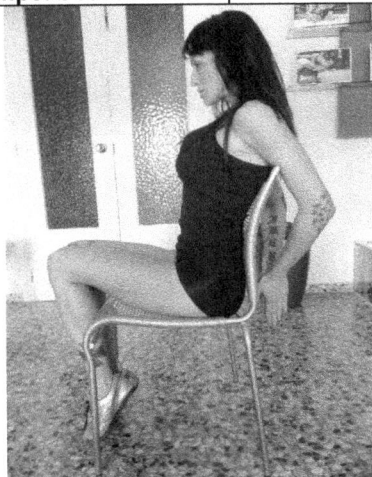

EJERCICIO N° 27	**Gesto Técnico:** Acostada boca arriba, levantar brazos flexionados, subir y bajar las botellas sin mover codos. **Objetivo:** Trabajar tríceps. **Tiempo:** 3 series de 15 repeticiones.

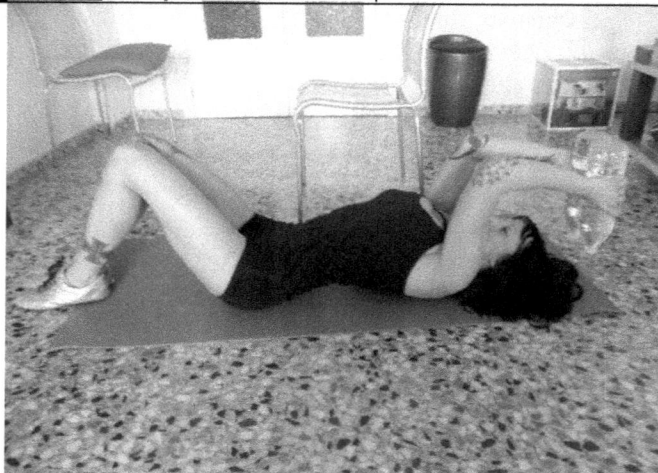

EJERCICIO N° 28	**Gesto Técnico:** De pie, piernas separadas, abdomen contraído, cogemos las botellas y flexionamos y estiramos los brazos de forma lenta y continuada. **Objetivo:** Trabajar bíceps. **Tiempo:** 3 series de 15 repeticiones.

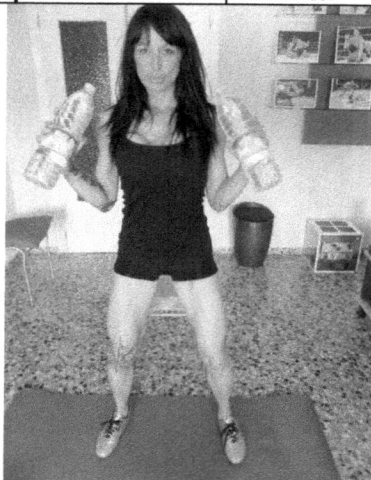

EJERCICIO Nº 29	**Gesto Técnico:** De pie, flexionamos las piernas, apoyamos un codo sobre el muslo, estiramos el brazo y lo recogemos, hacer el movimiento de forma lenta y continuada. Trabajar ambos brazos. **Objetivo:** Trabajar bíceps. **Tiempo:** 3 series de 15 repeticiones.

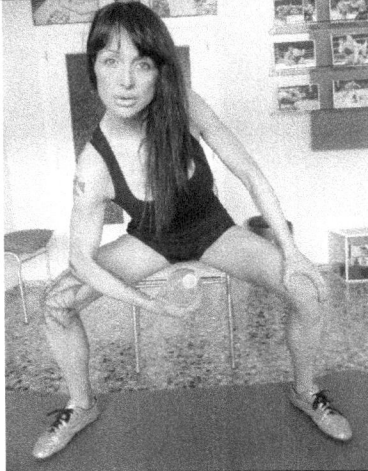

EJERCICIO Nº 30	**Gesto Técnico:** Sentada, extendemos los brazos al lado del cuerpo, subir y bajar alternando los brazos, de forma lenta y continuada las botellas. **Objetivo:** Trabajar bíceps. **Tiempo:** 3 series de 20 repeticiones.

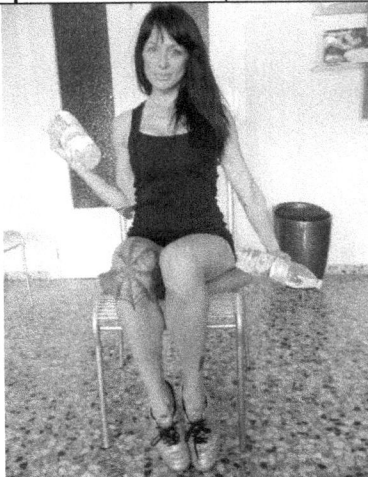

EJERCICIO Nº 31	**Gesto Técnico:** Sentada, apoyamos los brazos en el respaldo de la silla, extendemos los brazos y subimos y bajamos las botellas, hacer el movimiento de forma lenta y continuada. **Objetivo:** Trabajar bíceps. **Tiempo:** 3 series de 15 repeticiones.

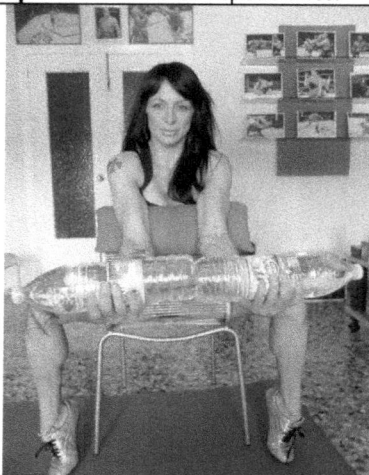

EJERCICIO Nº 32	**Gesto Técnico:** Sentada mirando el respaldo, entrelazamos los pies a las patas de la silla para fijar la posición e inclinamos el cuerpo hacia atrás, los brazos extendidos al lado del cuerpo mientras sujetamos las botellas. Estirar y doblar los brazos. **Objetivo:** Trabajar bíceps y abdomen. **Tiempo:** 3 series de 10 repeticiones.

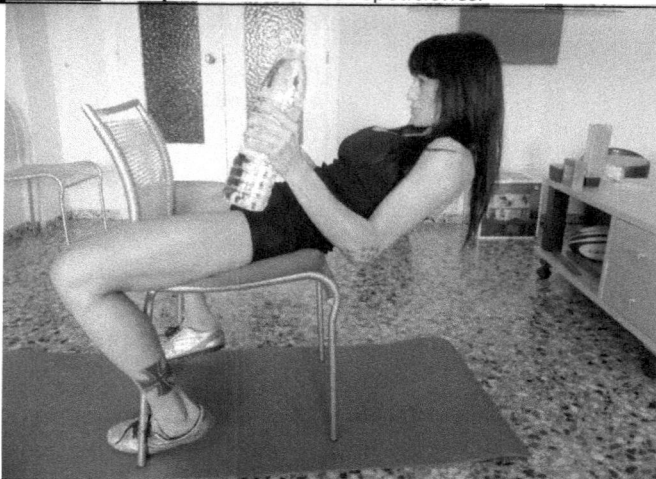

| EJERCICIO Nº 33 | **Gesto Técnico:** De pie, con una rodilla sobre la silla, extendemos el brazo al lado del cuerpo, subimos la botella hasta el pecho y la bajamos de forma lenta y continuada. Trabajar ambos brazos.
Objetivo: Trabajar dorsales.
Tiempo: 3 series de 15 repeticiones. |

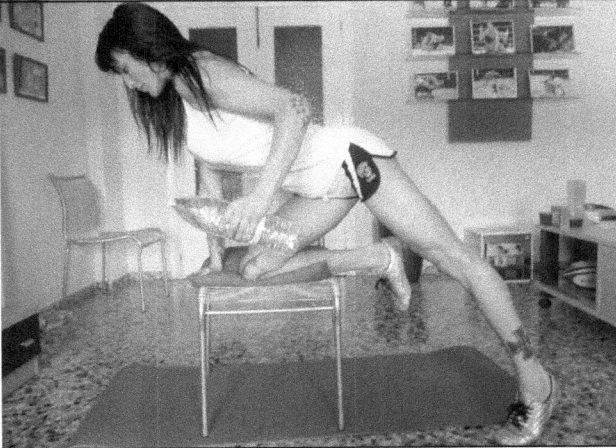

| EJERCICIO Nº 34 | **Gesto Técnico:** Apoyamos la espalda en el asiento de la silla, extendemos los brazos por encima de la cabeza, mientras sujetamos la botella. Sin doblar los brazos llevamos la botella hasta el pecho y volvemos hacia la cabeza. Hacer el ejercicio de forma lenta y continuada.
Objetivo: Trabajar dorsales.
Tiempo: 3 series de 15 repeticiones. |

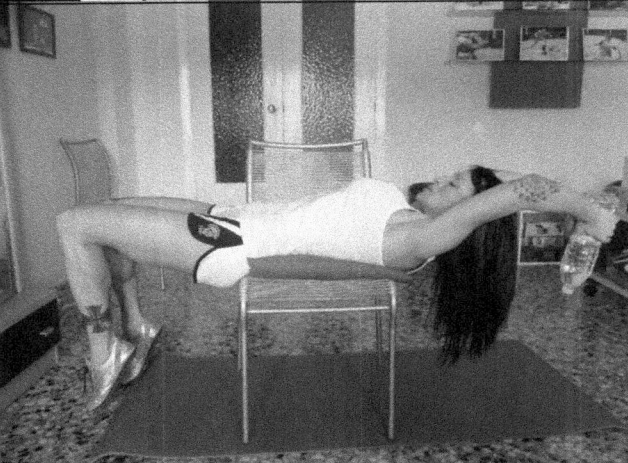

EJERCICIO Nº 35	**Gesto Técnico:** Flexionamos las piernas y estiramos los brazos delante de nuestro cuerpo. Llevamos las botellas hacia el pecho y volver a bajar. Mantener la espalda recta y el abdomen contraído. **Objetivo:** Trabajar dorsales. **Tiempo:** 3 series de 15 repeticiones.

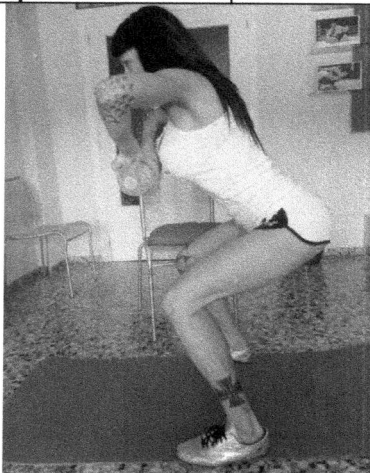

EJERCICIO Nº 36	**Gesto Técnico:** Nos sentamos en la silla, subimos los brazos a la altura de la cabeza, elevamos un brazo y el otro de forma alterna. Mantener espalda recta y vientre contraído. **Objetivo:** Trabajar hombros Tiempo: 3 series de 15 repeticiones.

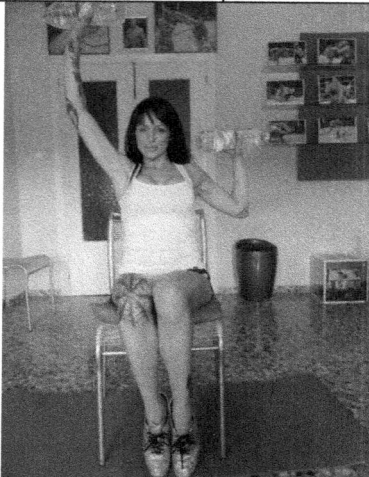

EJERCICIO N° 37	**Gesto Técnico:** De pie, estiramos brazos por encima de la cabeza, los bajamos hasta hombros al mismo tiempo que flexionamos un poco las piernas y giramos el cuerpo. Alternar a un lado y a otro. **Objetivo:** Trabajar hombros y cintura. **Tiempo:** 3 series de 20 repeticiones.

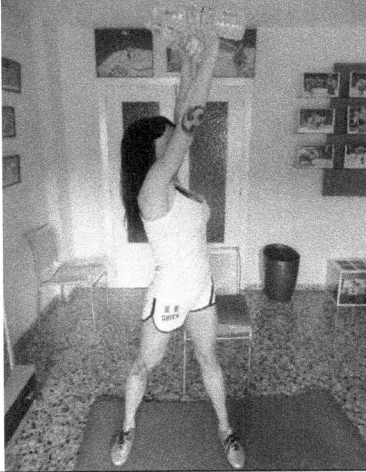

EJERCICIO N° 38	**Gesto Técnico:** Sentada, brazos extendidos a ambos lados del cuerpo, elevación lateral alternando los brazos. **Objetivo:** Trabajar hombros. **Tiempo:** 3 series de 20 repeticiones.

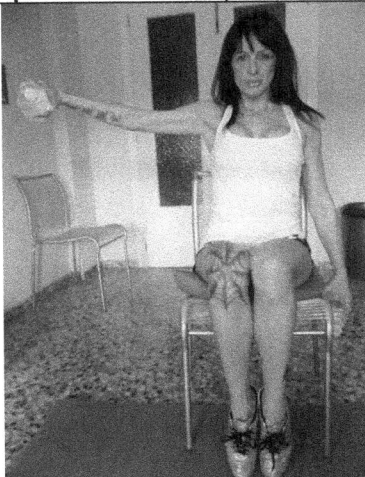

EJERCICIO Nº 39	**Gesto Técnico:** Sentada en la silla, estiramos los brazos por encima de nuestra cabeza, doblar a la altura de los hombros y subir de nuevo. Mantener espalda recta y abdomen contraído. **Objetivo:** Trabajar hombros. **Tiempo:** 3 series de 20 repeticiones.

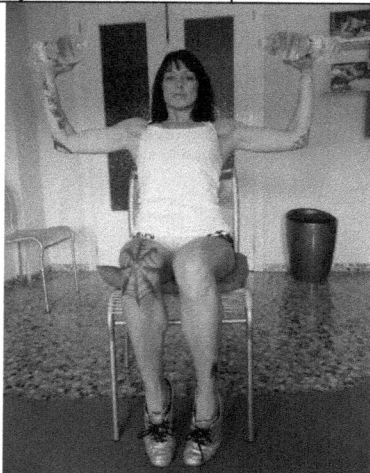

EJERCICIO Nº 40	**Gesto Técnico:** De pie, manos estiradas delante del cuerpo, elevaciones frontales a la altura del pecho. **Objetivo:** Trabajo de hombros. **Tiempo:** 3 series de 15 repeticiones.

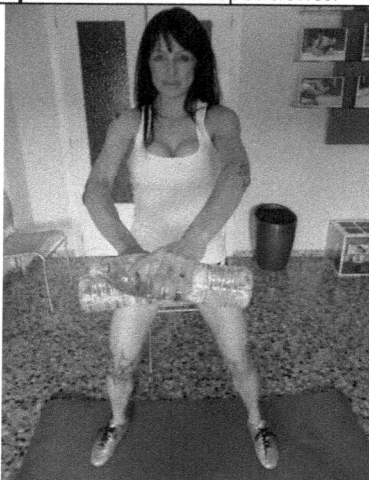

EJERCICIO Nº 41	**Gesto Técnico:** Igual que el anterior ejercicio pero subiendo los brazos de forma alterna. **Objetivo:** Trabajar hombros. **Tiempo:** 3 series de 15 repeticiones.

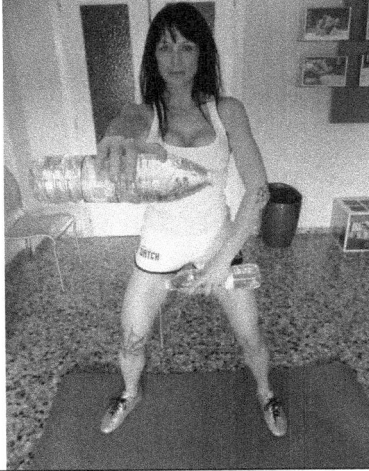

EJERCICIO Nº 42	**Gesto Técnico:** De pie, manos a ambos lados del cuerpo sujetando las botellas, hacer encogimientos de hombros. **Objetivo:** Trabajar hombros. **Tiempo:** 3 series de 20 repeticiones.

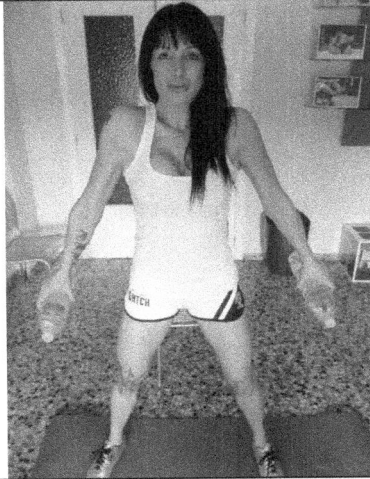

EJERCICIO N° 43	**Gesto Técnico:** Tumbada boca abajo, brazos a ambos lados del cuerpo, tenemos que estirarlos por encima de la cabeza. **Objetivo:** Trabajo de hombros. **Tiempo:** 3 de series de 20 repeticiones.

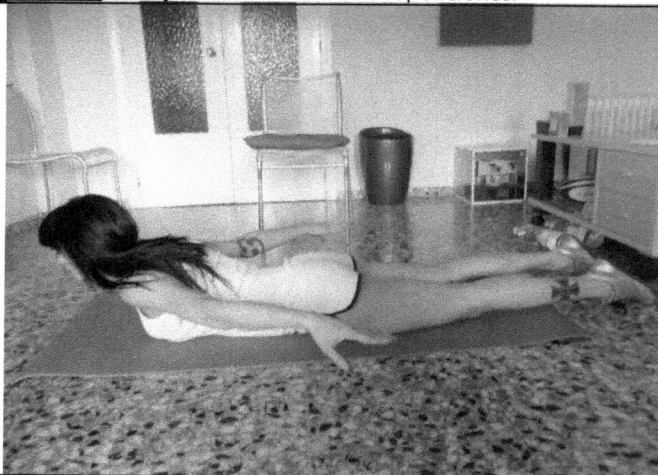

EJERCICIO N° 44	**Gesto Técnico:** De pie, flexionamos las piernas, una mano al muslo y con la otra cogemos botella, extendemos el brazo por encima de nuestra cabeza y lo bajamos como si quisiéramos llevar el codo a nuestra cadera. Trabajar ambos brazos. **Objetivo:** Trabajar hombros. **Tiempo:** 3 series de 15 repeticiones.

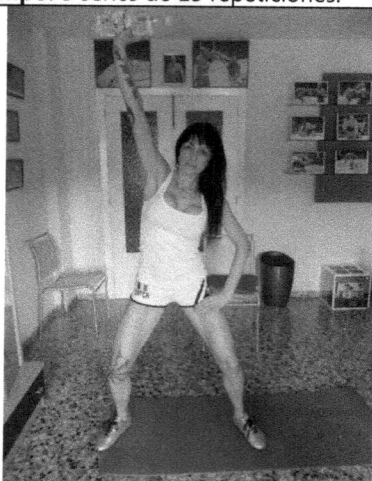

EJERCICIO Nº 45	**Gesto Técnico:** Nos sentamos en la silla, llevamos el pecho hacia los muslos y elevamos los brazos lateralmente. **Objetivo:** Trabajar hombros. **Tiempo:** 3 series de 15 repeticiones.

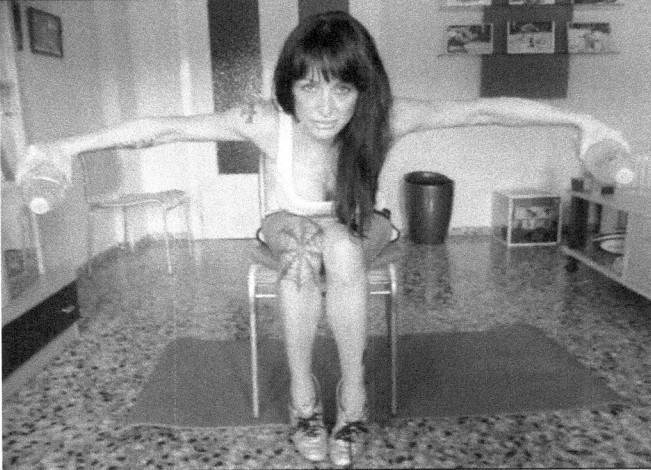

EJERCICIO Nº 46	**Gesto Técnico:** De pie, piernas separadas a la anchura de las caderas y elevación lateral de los brazos. **Objetivo:** Trabajar hombros. **Tiempo:** 3 series de 15 repeticiones.

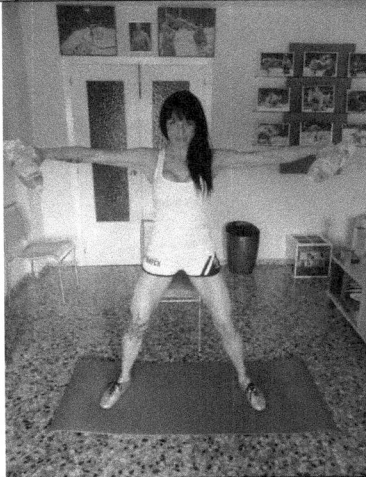

EJERCICIO Nº 47	**Gesto Técnico:** Apoyada en la pared, flexionamos las piernas y elevamos los brazos al frente de nuestro cuerpo. **Objetivo:** Trabajar hombros. **Tiempo:** 3 series de 15 repeticiones.

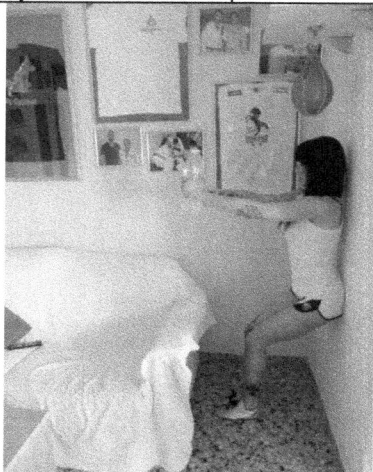

EJERCICIO Nº 48	**Gesto Técnico:** Apoyamos las manos sobre el sofá, y llevamos una rodilla al pecho y estiramos la otra, así sucesivamente, como si estuviésemos corriendo. **Objetivo:** Trabajar abdomen. **Tiempo:** 3 series de 30 repeticiones.

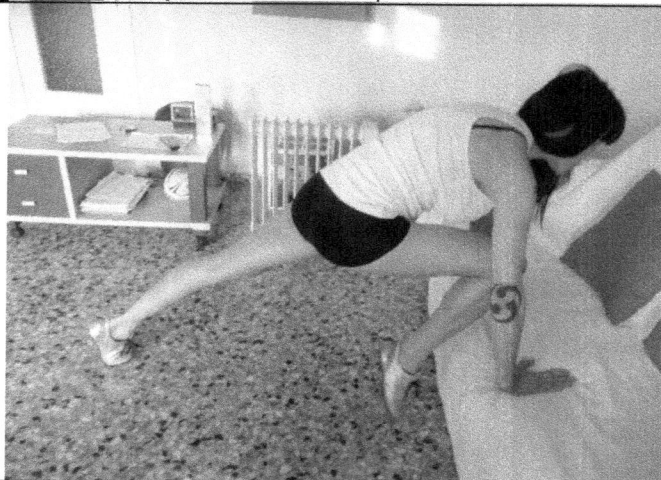

EJERCICIO Nº 49	**Gesto Técnico:** Apoyamos piernas en el sofá y antebrazos en el suelo, mantener cuerpo erguido y abdomen contraído. Aguantar la posición. **Objetivo:** Trabajar abdomen. **Tiempo:** 2 series de 30 segundos.

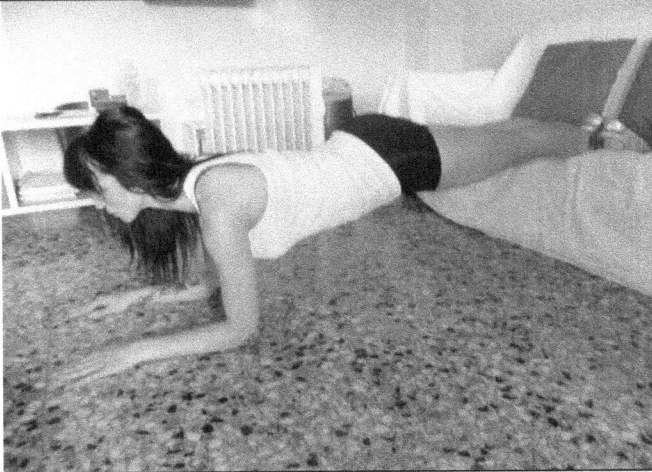

EJERCICIO Nº 50	**Gesto Técnico:** Apoyar pies en el sofá, un antebrazo en el suelo y poner el cuerpo de forma lateral. Espalda recta, abdomen contraído y trabajar ambos lados. **Objetivo:** Trabajar abdomen. **Tiempo:** 2 series de 30 segundos.

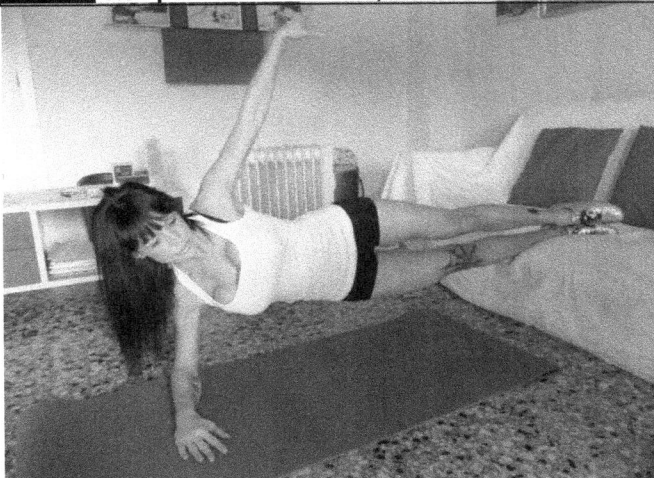

EJERCICIO N° 51	**Gesto Técnico:** Tumbada boca arriba con las piernas flexionadas y manos en los muslos, elevamos el tronco al mismo tiempo que nuestras manos van hacia la rodilla. **Objetivo:** Trabajar abdomen. **Tiempo:** 3 series de 30 repeticiones.

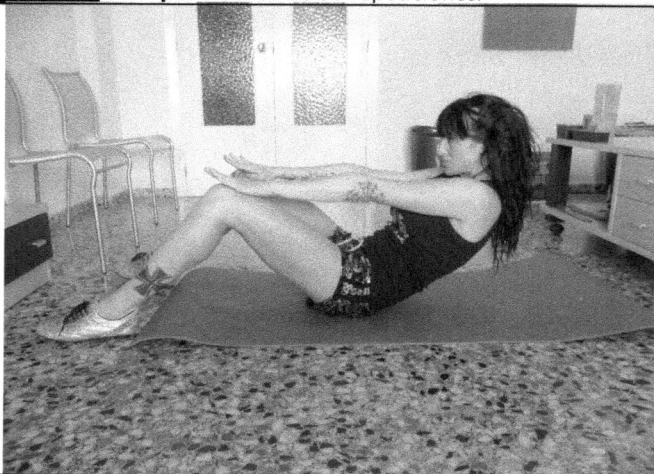

EJERCICIO N° 52	**Gesto Técnico:** Tumbada boca arriba, con las piernas flexionadas y elevadas, tenemos que lograr que las puntas de nuestros pies toquen el suelo sin que los talones vayan hacia el glúteo. **Objetivo:** Trabajar abdomen. **Tiempo:** 3 series de 30 repeticiones.

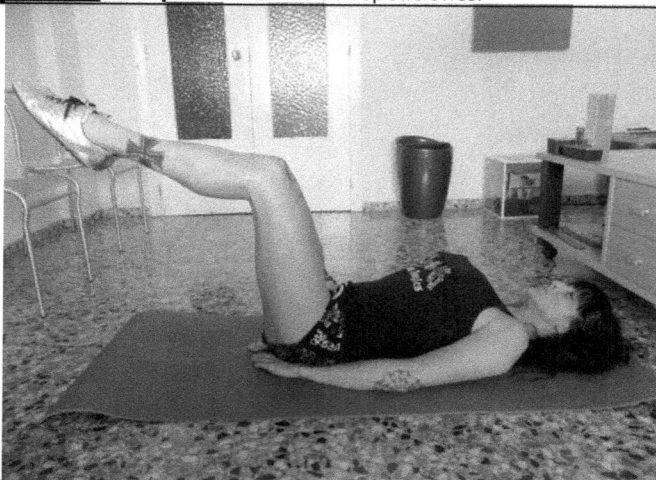

EJERCICIO N° 53

Gesto Técnico: Mantenemos brazos y piernas completamente estiradas, en las manos sujetamos el mango de una escoba y elevamos el tronco haciendo una V y vuelta a la posición inicial.
Objetivo: Trabajar abdomen.
Tiempo: 3 series de 10 repeticiones.

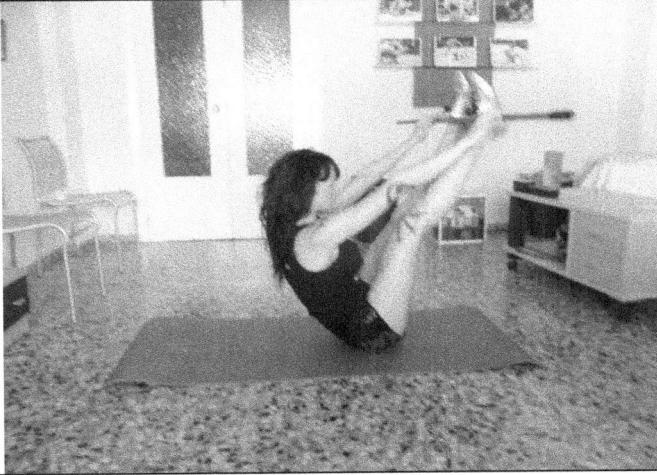

EJERCICIO N° 54

Gesto Técnico: Tumbada boca arriba con el palo encima de nuestro pecho con los brazos estirados, tocar con los pies el palo y volver a bajar piernas sin tocar el suelo.
Objetivo: Trabajar abdomen.
Tiempo: 3 series de 15 repeticiones.

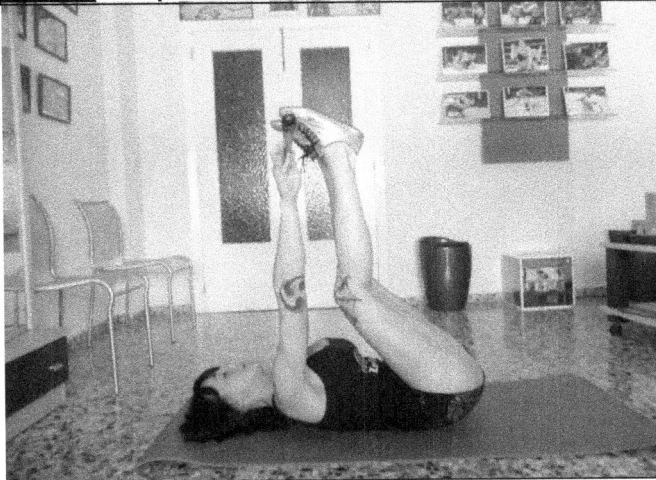

EJERCICIO Nº 55	**Gesto Técnico:** Tumbada boca arriba, con la cabeza un poco levantada y piernas estiradas, subir una pierna, subir a continuación la otra, bajar una pierna y luego la otra, así sucesivamente. Mantener todo el tiempo el abdomen en tensión. **Objetivo:** Trabajar abdomen. **Tiempo:** 3 series de 30 repeticiones.

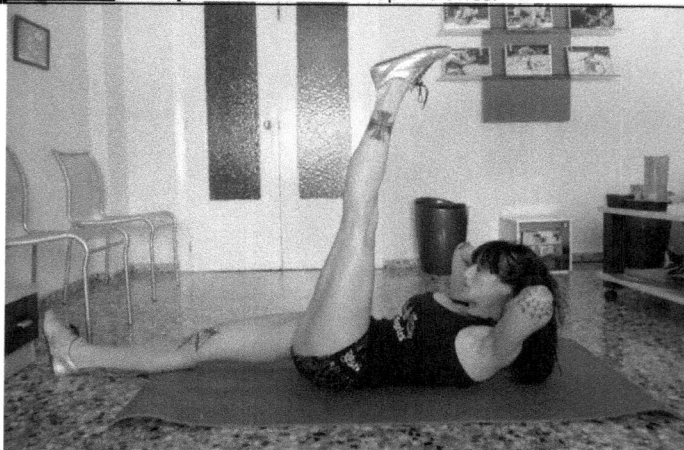

EJERCICIO Nº 56	**Gesto Técnico:** Tumbada boca arriba, brazos estirados a la altura de los hombros, realizar encogimientos, elevar rodillas hacia el pecho y al bajar estirar cuerpo. **Objetivo:** Trabajar abdomen. **Tiempo:** 3 series de 15 repeticiones.

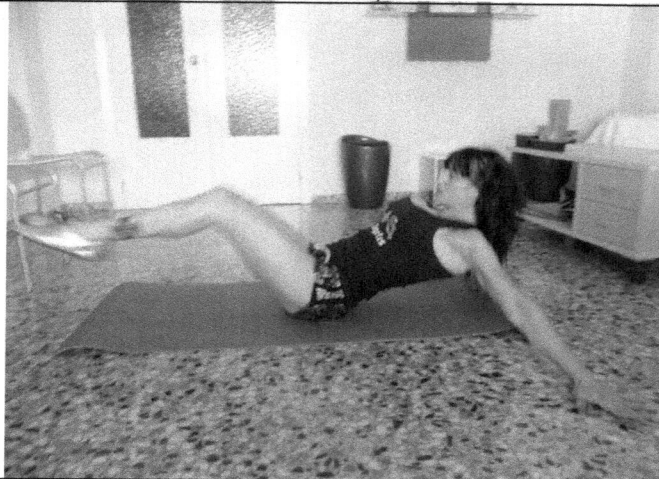

EJERCICIO Nº 57	**Gesto Técnico:** Nos ayudamos con una silla, podemos los pies encima y elevamos el tronco. **Objetivo:** Trabajar abdomen. **Tiempo:** 3 series de 30 repeticiones.

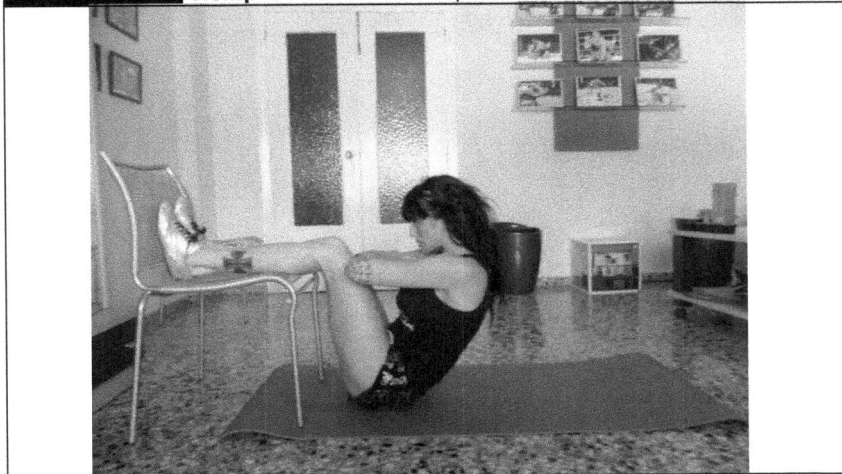

EJERCICIO Nº 58	**Gesto Técnico:** Igual que en el ejercicio anterior, pero haciendo giros hacia los lados. **Objetivo:** Trabajar abdomen. **Tiempo:** 3 series de 30 repeticiones.

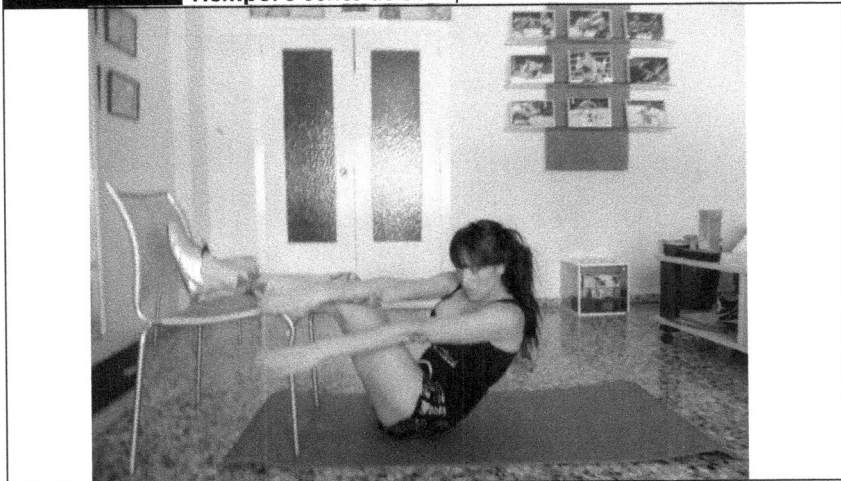

EJERCICIO N° 59	**Gesto Técnico:** Nos colocamos sobre cuatro puntos de apoyo, arquear la espalda hasta notar la tensión abdominal y luego estiramos los abdominales. **Objetivo:** Trabajar abdomen. **Tiempo:** 3 series de 20 repeticiones.

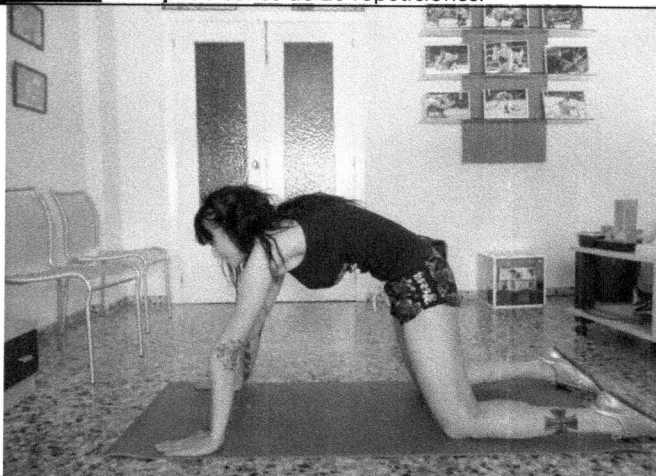

EJERCICIO N° 60	**Gesto Técnico:** De rodillas, una mano detrás del cuello, hacemos torsiones laterales, trabajar ambos lados. **Objetivo:** Trabajar abdomen. **Tiempo:** 3 series de 15 repeticiones.

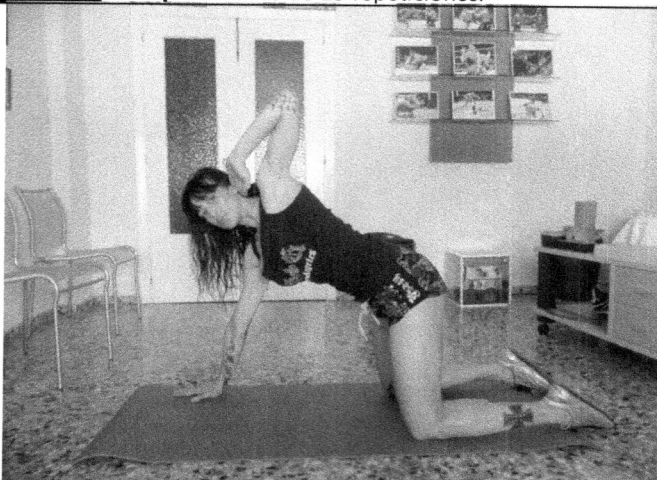

EJERCICIO Nº 61	**Gesto Técnico:** De pie, sujetamos por detrás del cuello un palo y llevamos el cuerpo a un lado y a otro. **Objetivo:** Trabajar abdomen. **Tiempo:** 15 minutos.

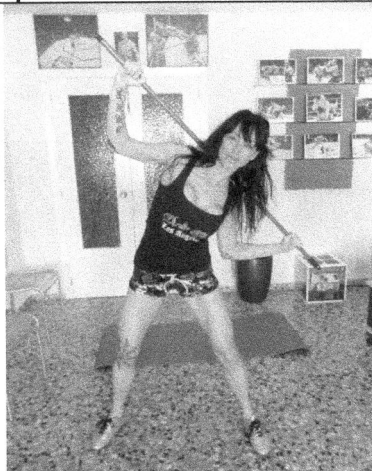

EJERCICIO Nº 62	**Gesto Técnico:** De pie, sujetamos por detrás del cuello un palo y llevamos el palo al frente de nuestro cuerpo, realizando giros. **Objetivo:** Trabajar abdomen. **Tiempo:** 15 minutos.

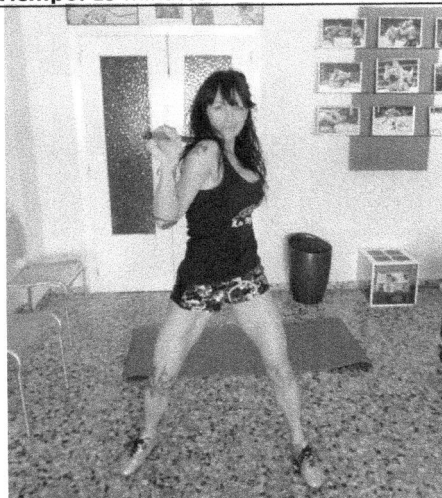

EJERCICIO N° 63	**Gesto Técnico:** Elevamos una botella por encima de nuestra cabeza con los brazos estirados y nos doblamos hacia un lado y hacia otro. **Objetivo:** Trabajar abdomen. **Tiempo:** 15 minutos.

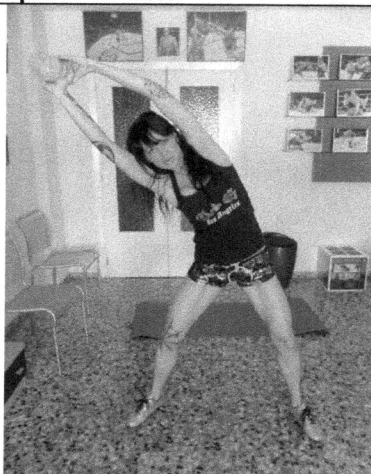

EJERCICIO N° 64	**Gesto Técnico:** Cogemos palo, flexionamos el cuerpo hacia delante con las piernas estiradas, realizar rotaciones de tronco con la ayuda del palo. **Objetivo:** Trabajar abdomen. **Tiempo:**15 minutos.

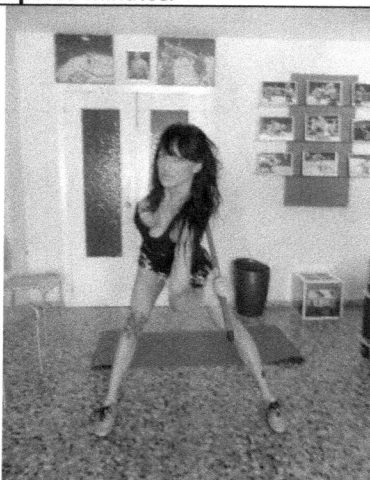

EJERCICIO Nº 65	**Gesto Técnico:** Nos tumbamos boca arriba, nos cogemos de una silla y elevamos las piernas. **Objetivo:** Trabajar lumbares. **Tiempo:** 3 series de 10 repeticiones.

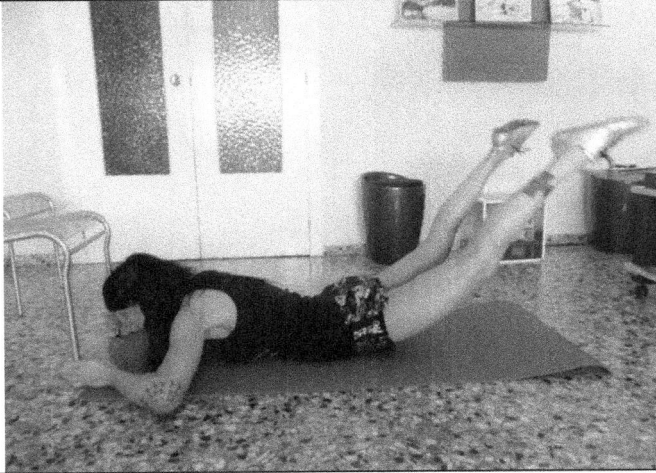

EJERCICIO Nº 66	**Gesto Técnico:** Nos tumbamos boca abajo, estiramos los brazos y elevamos tronco sin despegar la cadera del suelo. **Objetivo:** Trabajar lumbares. **Tiempo:** 2 series de 15 repeticiones.

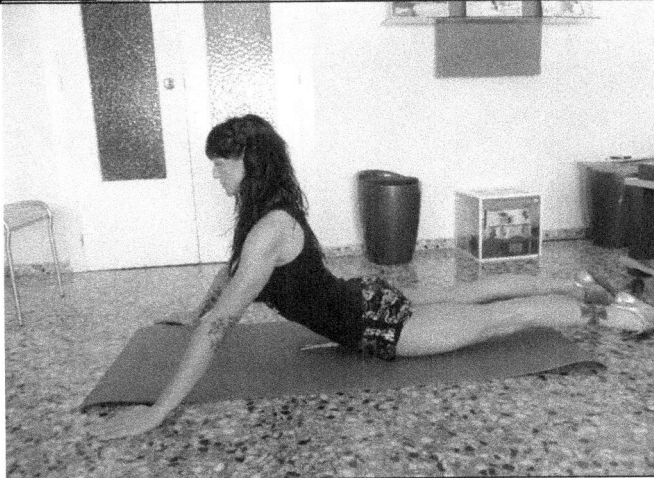

EJERCICIO Nº 67	**Gesto Técnico:** Nos tumbamos boca abajo, elevamos una pierna y el brazo contrario, alternar. **Objetivo:** Trabajo lumbares. **Tiempo:** 3 series de 10 repeticiones.

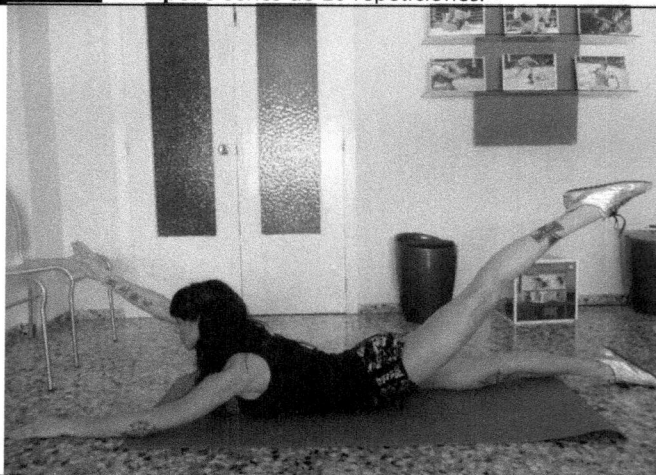

EJERCICIO Nº 68	**Gesto Técnico:** Tumbados boca abajo, elevar brazos y piernas al mismo tiempo. **Objetivo:** Trabajar lumbares. **Tiempo:** 2 series de 10 repeticiones.

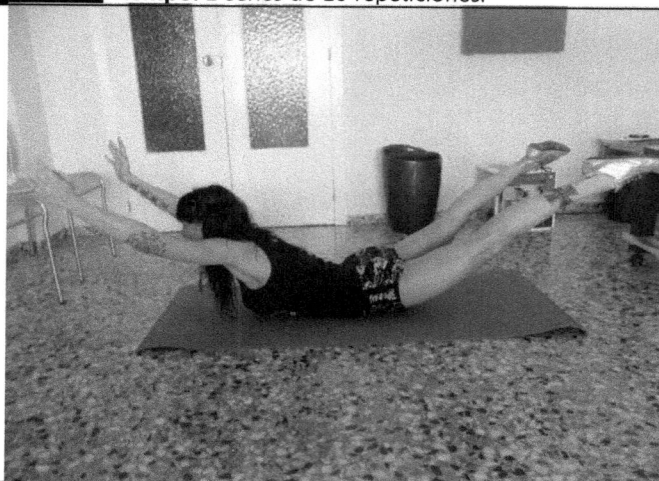

EJERCICIO N° 69	**Gesto Técnico:** De pie, frente pared, colocamos manos por encima de nuestra cabeza con los brazos estirados y nos estiramos hacia arriba. **Objetivo:** Trabajo lumbares. **Tiempo:** 3 series de 10 repeticiones.

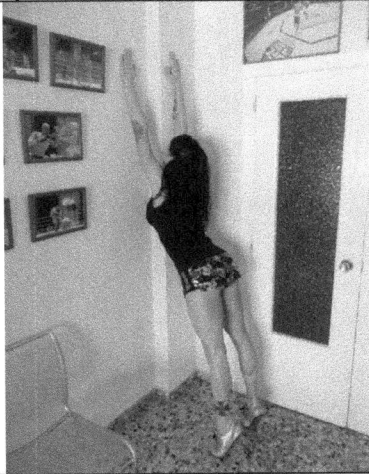

EJERCICIO N° 70	**Gesto Técnico:** Apoyamos hombros en la pared, separar caderas de la pared y volver. **Objetivo:** Trabajar lumbares. **Tiempo:** 2 series de 10 repeticiones.

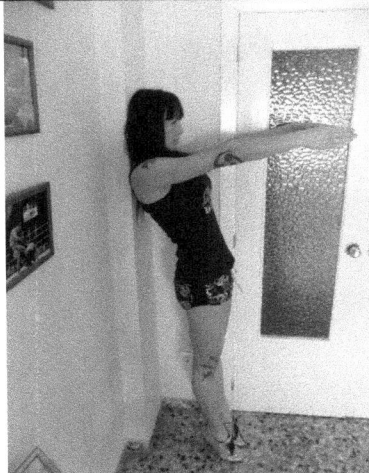

EJERCICIO Nº 71	**Gesto Técnico:** Nos colocamos de rodillas, elevamos una pierna completamente estirada y la subimos y bajamos. Trabajar ambas piernas. **Objetivo:** Trabajo glúteo. **Tiempo:** 3 series de 30 repeticiones.

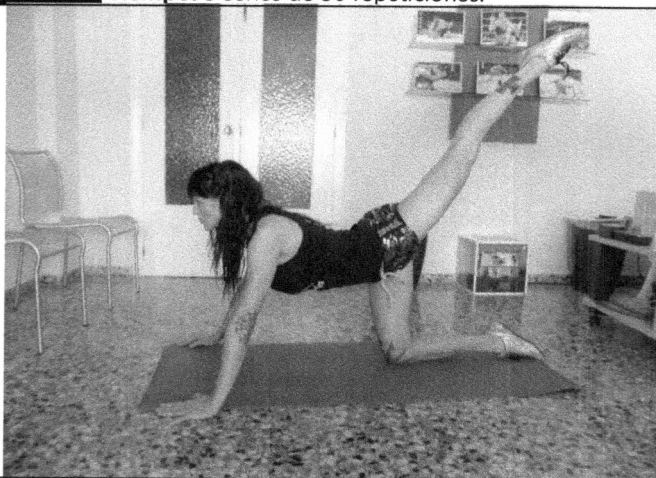

EJERCICIO Nº 72	**Gesto Técnico:** Nos apoyamos en el respaldo de una silla y elevamos la pierna manteniéndola unos segundos y bajamos. Trabajar ambas piernas. **Objetivo:** Trabajar glúteos. **Tiempo:** 3 series de 30 repeticiones.

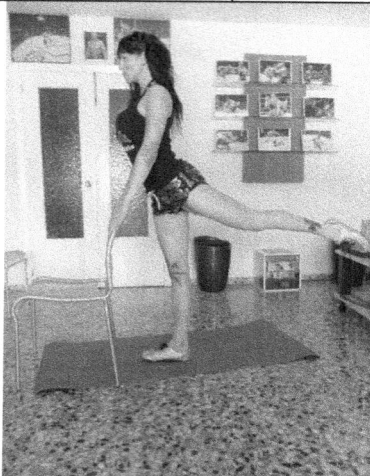

EJERCICIO N° 73	**Gesto Técnico:** Como en el ejercicio anterior, pero con la pierna flexionada. Trabajar ambas piernas. **Objetivo:** Trabajar glúteos. **Tiempo:** 3 series de 30 repeticiones.

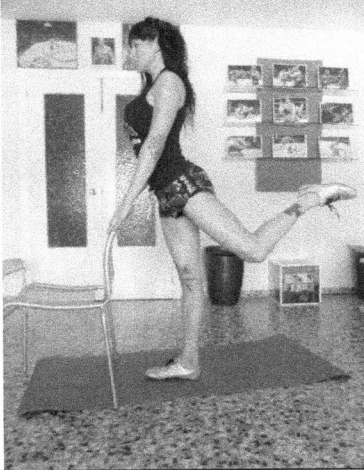

EJERCICIO N° 74	**Gesto Técnico:** Nos ponemos de rodillas, elevamos una pierna por encima del respaldo y desde esa posición hacer rebotes con la pierna, trabajar ambas piernas. **Objetivo:** Trabajar glúteos. **Tiempo:** 3 series de 30 repeticiones.

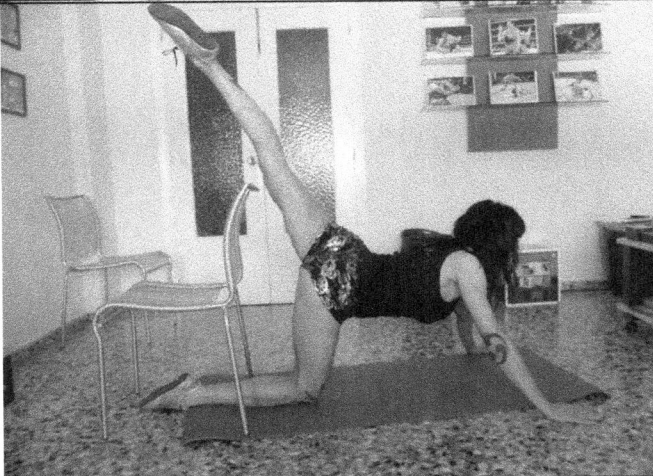

EJERCICIO Nº 75	**Gesto Técnico:** De rodillas, elevación con la pierna flexionada, manteniendo la posición unos segundos. Trabajar ambas piernas. **Objetivo:** Trabajar glúteos. **Tiempo:** 3 series de 30 repeticiones.

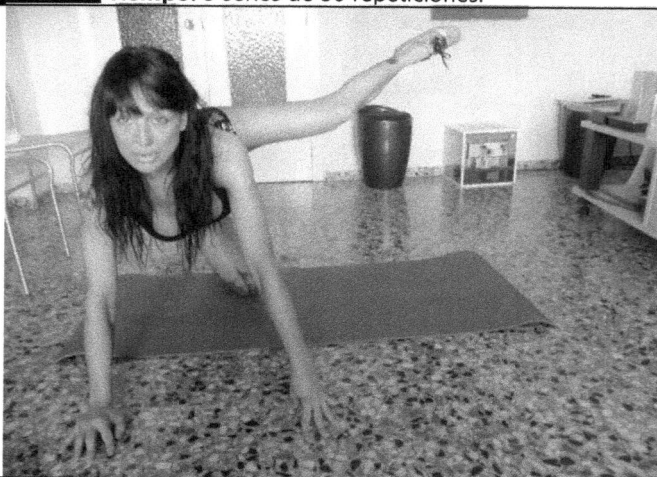

EJERCICIO Nº 76	**Gesto Técnico:** De rodillas, con la pierna estirada, dibujar círculos con la pierna. Trabajar ambas piernas. **Objetivo:** Trabajar glúteos. **Tiempo:** 3 series de 30 repeticiones.

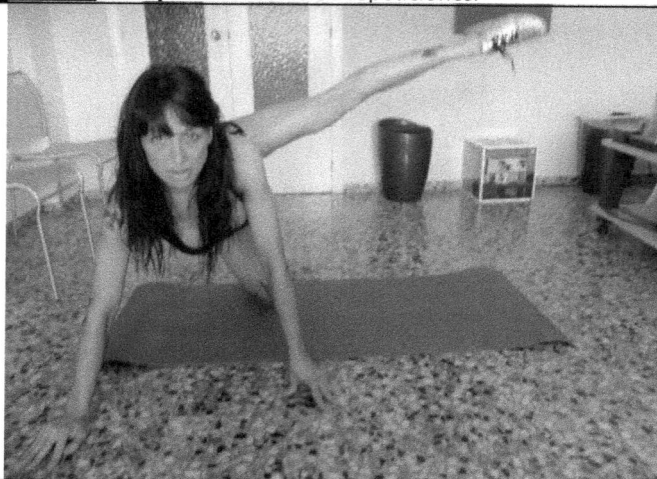

EJERCICIO Nº 77	**Gesto Técnico:** Apoyamos una mano en la pared y tocar con la otra mano el talón del pie. Trabajar ambas piernas. **Objetivo:** Trabajo de glúteos. **Tiempo:** 3 series de 15 repeticiones.

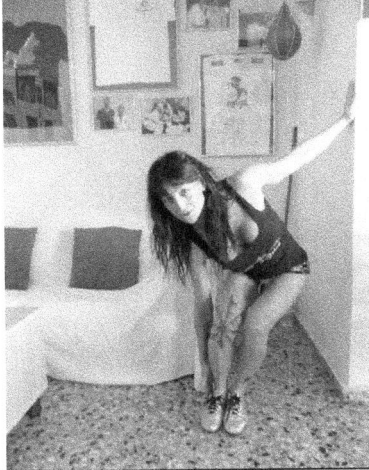

EJERCICIO Nº 78	**Gesto Técnico:** Igual que el ejercicio anterior pero elevando una pierna. Trabajar ambas piernas. **Objetivo:** Trabajar glúteos. **Tiempo:** 3 series de 10 repeticiones.

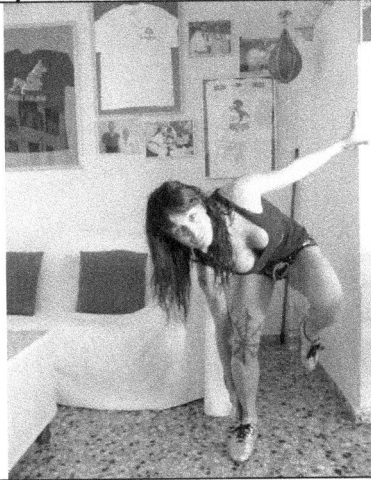

EJERCICIO N° 79	**Gesto Técnico:** Tumbada boca arriba, flexionamos piernas y elevamos caderas, subir y bajar de forma lenta y continuada. **Objetivo:** Trabajar glúteos. **Tiempo:** 3 series de 30 repeticiones.

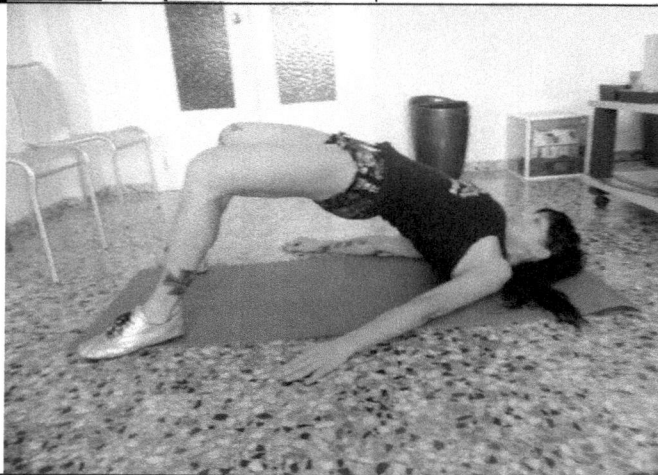

EJERCICIO N° 80	**Gesto Técnico:** Igual que en el ejercicio anterior, pero estiramos una pierna. Trabajar ambas piernas. **Objetivo:** Trabajar glúteos. **Tiempo:** 3 series de 15 repeticiones.

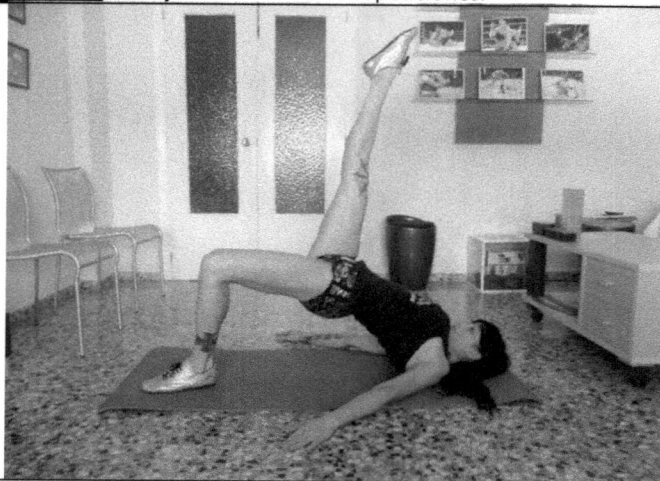

EJERCICIO Nº 81	**Gesto Técnico:** Igual que en los ejercicios anteriores, pero con la pierna doblada. Trabajar ambas piernas. **Objetivo:** Trabajar glúteos. **Tiempo:** 3 series de 15 repeticiones.

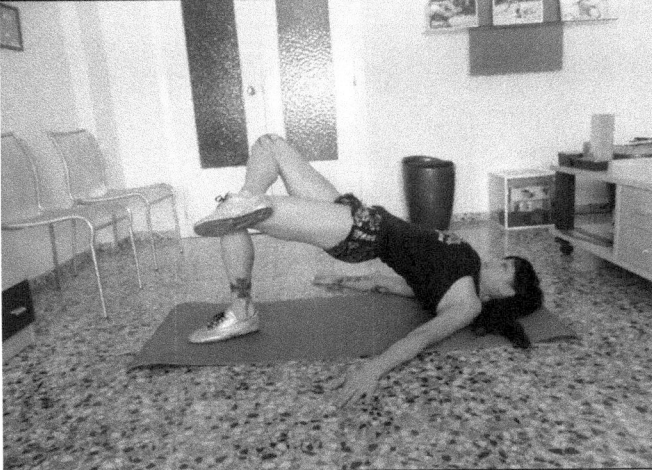

EJERCICIO Nº 82	**Gesto Técnico:** Cogemos un palo, lo apoyamos detrás de nuestros hombros, mantenemos el cuerpo recto, y flexionamos las piernas. **Objetivo:** Trabajar piernas. **Tiempo:** 3 series de 30 repeticiones.

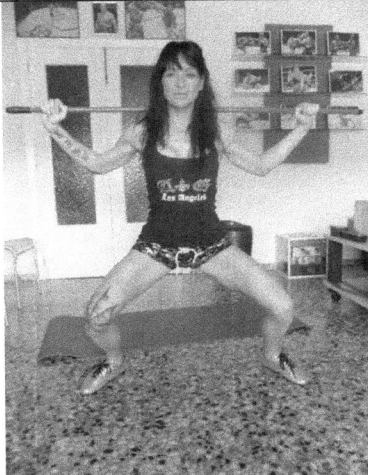

EJERCICIO Nº 83	**Gesto Técnico:** De pie, una pierna delante y la otra detrás, la rodilla de la pierna atrasada debemos bajarla hacia el suelo. Trabajar ambas piernas. **Objetivo:** Trabajar ambas piernas. **Tiempo:** 3 series de 30 repeticiones.

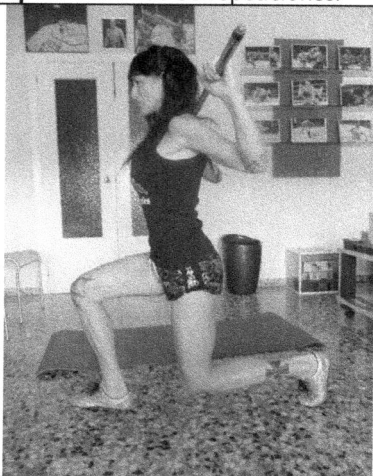

EJERCICIO Nº 84	**Gesto Técnico:** Ponemos una pierna en el sofá, separando más las piernas y flexionamos la pierna que está apoyada en el suelo. Trabajar ambas piernas. **Objetivo:** Trabajar piernas. **Tiempo:** 3 series de 30 repeticiones.

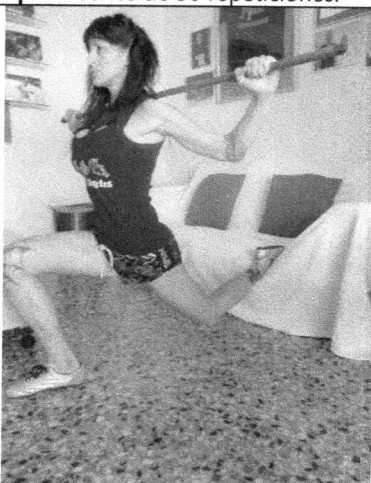

EJERCICIO N° 85	**Gesto Técnico:** Nos apoyamos en el respaldo de la silla, elevamos una pierna y bajamos con la otra. Trabajar ambas piernas. **Objetivo:** Trabajar piernas. **Tiempo:** 2 series de 5 repeticiones.

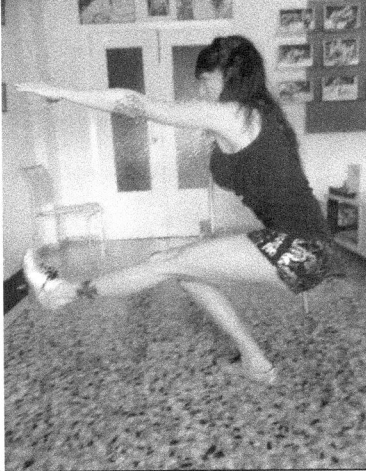

EJERCICIO N° 86	**Gesto Técnico:** De rodillas, doblamos misma pierna y brazo y estiramos arriba, aguantamos la posición unos segundos, trabajamos ambas piernas. **Objetivo:** Trabajar piernas. **Tiempo:** 3 series de 30 repeticiones.

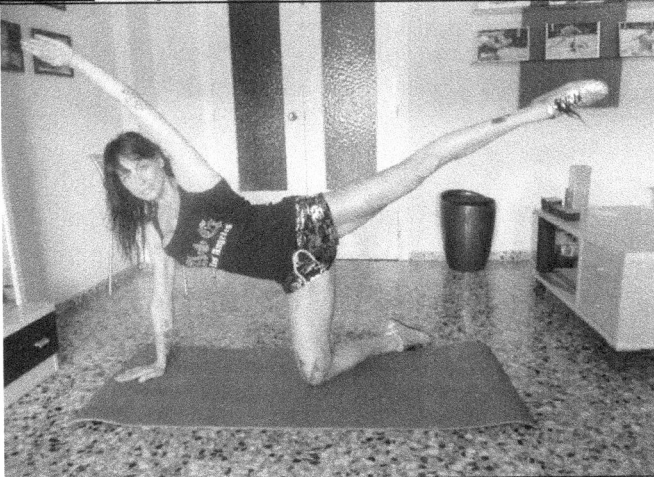

EJERCICIO **Nº 87**	**Gesto Técnico:** De pie, damos un paso hacia delante, recuperamos la posición y damos el paso con la otra pierna, utilizar botellas para hacerlo con peso. **Objetivo:** Trabajar piernas. **Tiempo:** 3 series de 25 repeticiones.

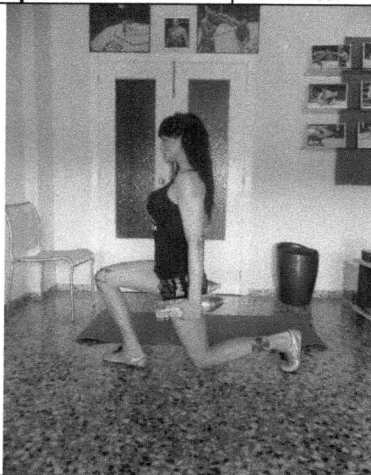

EJERCICIO **Nº 88**	**Gesto Técnico:** Nos cogemos del respaldo de la silla, elevamos los talones y flexionamos las piernas en 8 tiempos, volver a la posición inicial y repetir el gesto. **Objetivo:** Trabajar piernas. **Tiempo:** 3 series de 20 repeticiones.

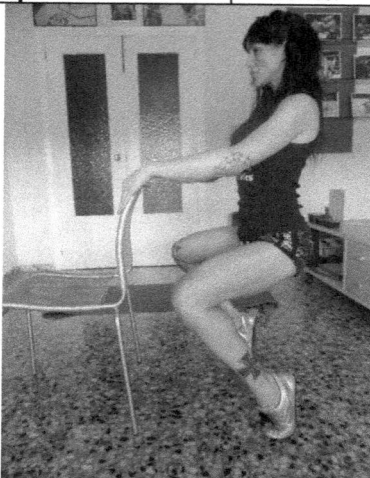

EJERCICIO Nº 89	**Gesto Técnico:** Nos cogemos del respaldo de la silla y elevamos talones. **Objetivo:** Trabajar gemelos. **Tiempo:** 3 series de 30 repeticiones.

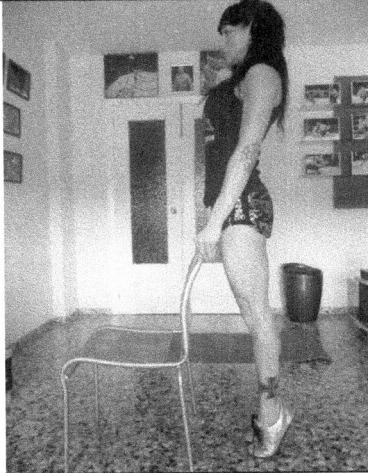

EJERCICIO Nº 90	**Gesto Técnico:** Igual que en el ejercicio anterior, pero elevando una pierna. Trabajar ambas piernas. **Objetivo:** Trabajar gemelos. **Tiempo:** 3 series de 30 repeticiones.

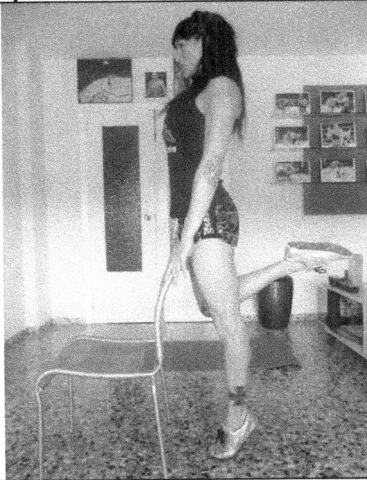

EJERCICIO Nº 91	**Gesto Técnico:** Apoyamos las manos en el suelo, piernas estiradas y hacemos elevaciones de talones. **Objetivo:** Trabajar gemelos. **Tiempo:** 3 series de 20 repeticiones.

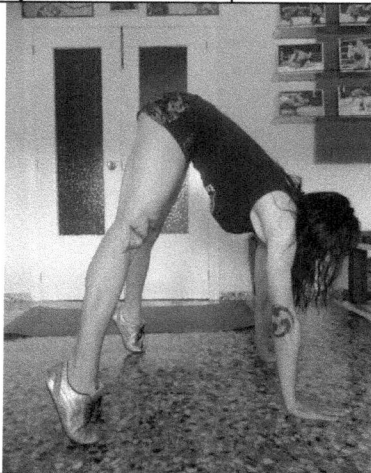

EJERCICIO Nº 92	**Gesto Técnico:** Sentada frente a la silla, abrir y cerrar piernas. **Objetivo:** trabajar abductores. **Tiempo:** 3 series de 30 repeticiones.

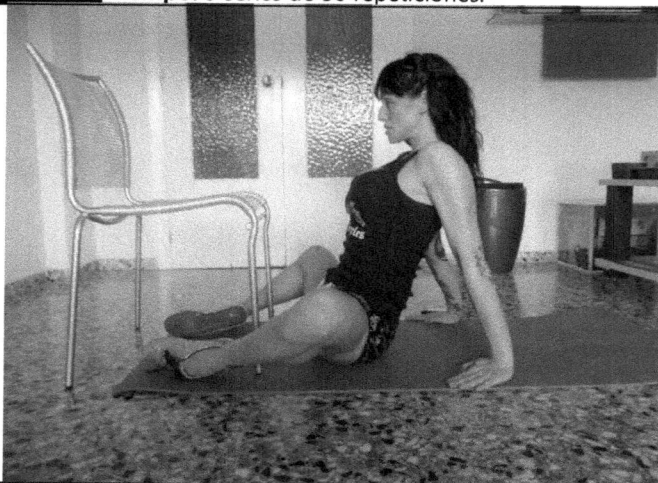

EJERCICIO Nº 93	**Gesto Técnico:** Sentada con los codos apoyados en las rodillas, empujamos con los codos a las rodillas para que bajen las piernas. **Objetivo:** Trabajo abductores. **Tiempo:** 3 series de 30 repeticiones.

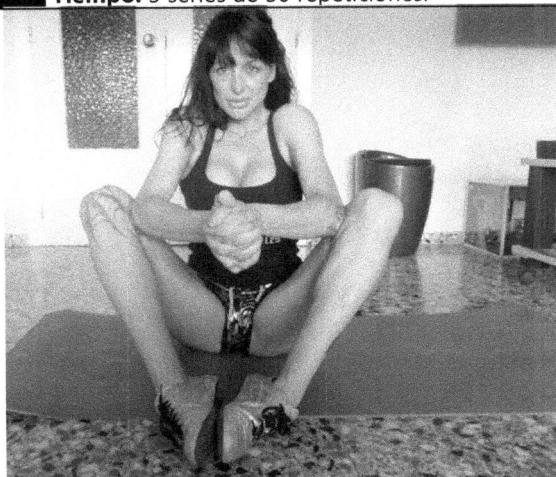

EJERCICIO Nº 94	**Gesto Técnico:** Piernas abiertas, con los brazos estirados ir a un lado y al otro. **Objetivo:** Trabajar abductores. **Tiempo:** 3 series de 15 repeticiones.

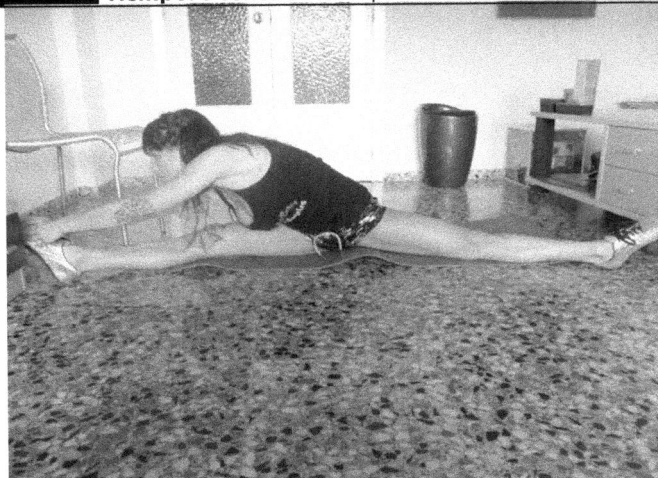

EJERCICIO N° 95	**Gesto Técnico:** Sentada, nos cogemos la planta del pie y estiramos la pierna. Trabajar ambas piernas. **Objetivo:** Trabajar abductores. **Tiempo:** 3 series de 15 repeticiones.

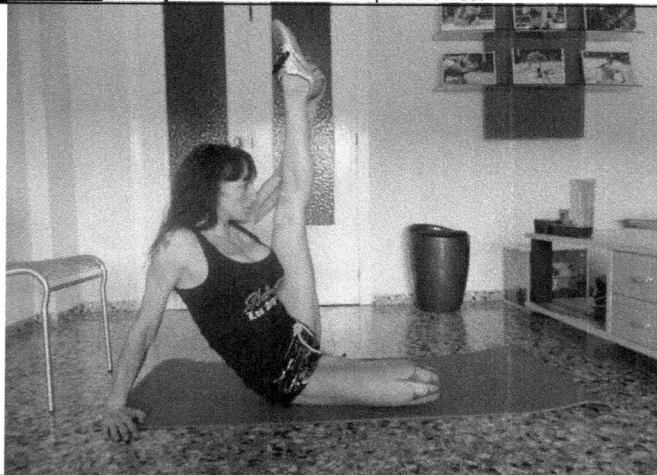

EJERCICIO N° 96	**Gesto Técnico:** Acostada boca arriba, ponemos una pierna encima de la otra y sin levantar los hombros la llevamos hacia un lado **Objetivo:** Relajación / Vuelta a la calma. **Tiempo:** 10 segundos por lado.

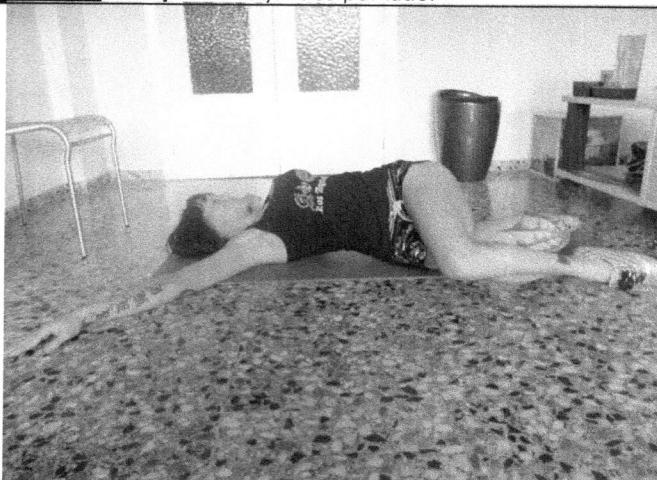

EJERCICIO Nº 97	**Gesto Técnico:** Tumbada boca arriba, nos cogemos una pierna y la llevamos hacia el pecho. Trabajar ambas piernas. **Objetivo:** Relajación / Vuelta a la calma. **Tiempo:** 10 segundos.

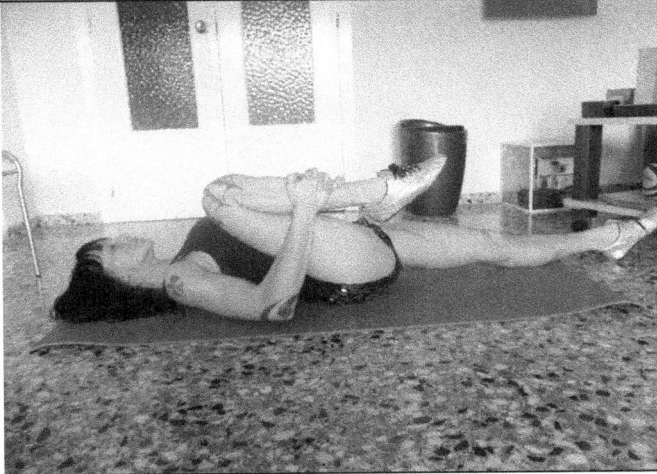

EJERCICIO Nº 98	**Gesto Técnico:** Tumbada boca arriba, nos cogemos una pierna completamente estirada y la llevamos hacia el pecho. Trabajar ambas piernas. **Objetivo:** Relajación / Vuelta a la calma. **Tiempo:** 10 segundos.

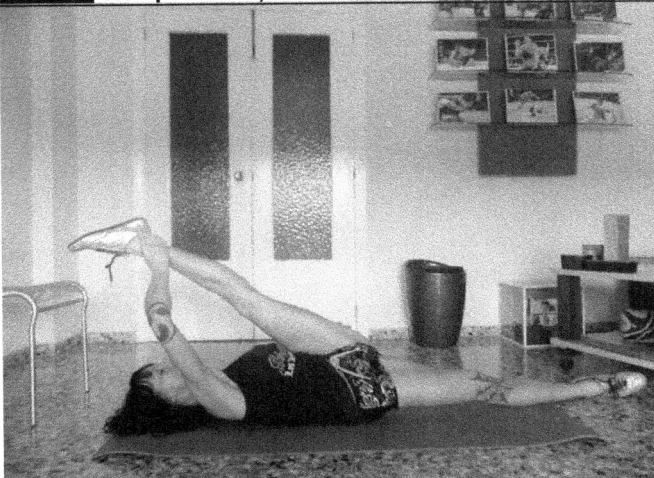

EJERCICIO N° 99	**Gesto Técnico:** Nos sentamos, estiramos las piernas y llevamos el pecho hacia ellas. **Objetivo:** Relajación / Vuelta a la calma. **Tiempo:** 10 segundos.

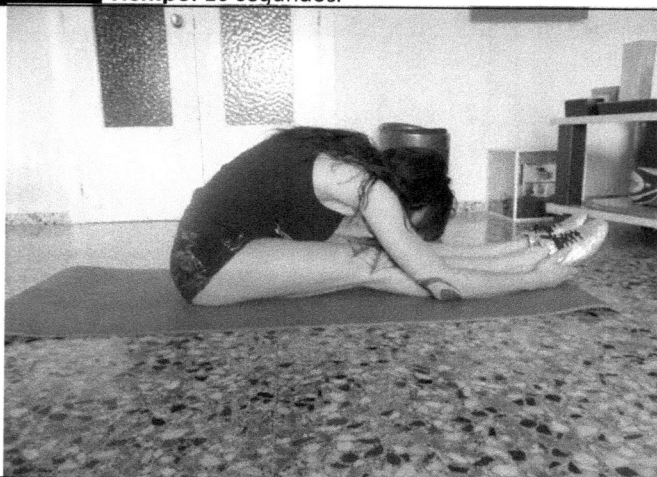

EJERCICIO N° 100	**Gesto Técnico:** De pie, elevamos los brazos por encima de la cabeza y hacemos unos círculos con el cuerpo **Objetivo:** Relajación / Vuelta a la calma. **Tiempo:** 10 segundos.

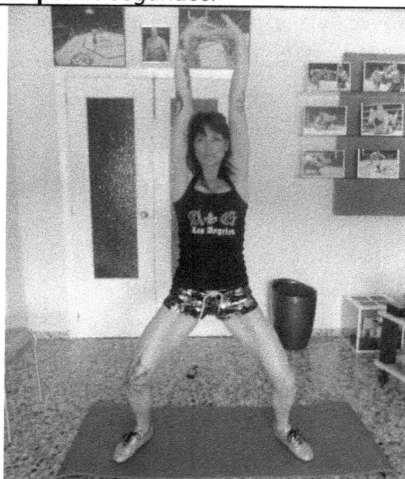

EJERCICIO Nº 101	**Gesto Técnico:** De pie, elevamos brazos por encima de la cabeza, flexionamos cuerpo hacia abajo muy despacio y volvemos a ponernos de pie. **Objetivo:** Relajación / Vuelta a la calma. **Tiempo:** 2 repeticiones.

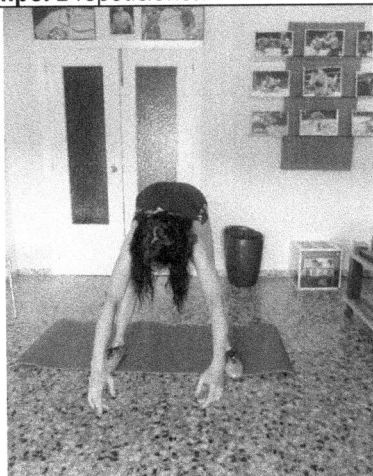